药学类（高职专科）专业实验教学指导丛书

天然药物学
实验指导

主　编　张　环　张建军

参　编　陈菊萍　柴俊雯

主　审　王天玲　贺莉萍

U0190595

重庆大学出版社

内 容 提 要

本书是高职高专药学类专业《天然药物学》教材的配套实验用书，其内容服务于药学专业人才培养目标，同时与执业药师岗位需求相衔接。全书共分为三部分内容：第一部分为药用植物学实验，包括植物形态学、植物解剖学和植物分类学实验；第二部分为生药学实验，包括常用生药的鉴定、综合鉴别训练和实践技能考核；第三部分为附录部分，包括光学显微镜的构造和使用、生药绘图方法与要求、生药鉴定常用试剂及配制、实验教学大纲和实验考试大纲等。

本书适用于高职高专药学、药品生产技术、中药学及相关专业学生学习天然药物学相关知识、指导技能操作使用。

图书在版编目(CIP)数据

天然药物学实验指导 / 张环，张建军主编. -- 重庆：
重庆大学出版社，2021.8
（药学类（高职专科）专业实验教学指导丛书）
ISBN 978-7-5689-2940-0

Ⅰ．①天… Ⅱ．①张… ②张… Ⅲ．①生药学—实验
—高等职业教育—教学参考资料 Ⅳ．①R93-33

中国版本图书馆 CIP 数据核字(2021)第 166905 号

天然药物学实验指导
主 编 张 环 张建军
特约编辑：刘 刚
责任编辑：范 琪 版式设计：范 琪
责任校对：王 倩 责任印制：张 策
＊
重庆大学出版社出版发行
出版人：饶帮华
社址：重庆市沙坪坝区大学城西路 21 号
邮编：401331
电话：(023) 88617190 88617185(中小学)
传真：(023) 88617186 88617166
网址：http://www.cqup.com.cn
邮箱：fxk@ cqup.com.cn (营销中心)
全国新华书店经销
重庆华林天美印务有限公司印刷
＊
开本：787mm×1092mm 1/16 印张：9.25 字数：234 千
2021 年 8 月第 1 版 2021 年 8 月第 1 次印刷
印数：1—3 500
ISBN 978-7-5689-2940-0 定价：29.00 元

药学类（高职专科）专业实验教学指导丛书
编写说明

药学类专业实验教学指导丛书，坚持现代职业教育改革方向，体现高等职业教育特色，以技能训练为主线，以岗位需求为导向，以学生就业创业能力培养为核心，根据高等职业教育教学改革精神和《普通高等学校高等职业教育（专科）专业目录（2021年）》的新要求，本套实验指导丛书依据最新修订的药学专业人才培养方案、专业核心课程的课程标准、实验大纲、考试大纲，结合全国高职高专药学类专业"十三五"规划教材及实验教学的现状与发展需求，药学教研室组织相关专业教师悉心编写而成。

本套教材共计7册，主要供高职专科药学类相关专业实验教学、技能训练使用，力求优化专业实验教学全过程，努力提高技能水平。重点突出如下特点：

1. 适应发展需求，体现高职特色。考虑药学行业对技术技能型人才的需求，结合职业教育快速发展的实践经验，编写内容注重培养学生的专业技能、科学素质和职业能力，帮助学生培养创新思维，提高创新能力、实践能力和解决问题的能力，充分调动学生学习的主动性、积极性，训练学生的实践设计能力、实际操作能力、分析判断能力和人际沟通能力，突出职业教育特色。

2. 精选实验项目，理论联系实际。紧扣课程标准及最新版规划教材，围绕实验大纲和考试大纲，总结实验教学经验，精选实验项目和实验内容，理论联系实际，具有很强的可操作性。

3. 加强学习指导，优化实验过程。实验指导包括实验准备（预习指导、实验预试、用品准备等）、实验指导（仪器用品选择、操作指导、记录指导）、实验整理（用品整理、实验小结、完成报告）、实验评价（实验技能测试评价、实验报告评价、实验考核）等，力求实现理实一体化。

4. 设计表格模块，创新编写形式。在保持实验主体内容的基础上，表格化设计了"实验预习、预试""实验用品准备""实验过程（内容、操作、记录）"等模块，并附有实验报告，强化实验全程的指导和引领，帮助学生理清思路，体现"做中教，做中学"的现代职业教育理念，有"会操作、能思考、善总结"的职业风范，提高学生分析问题、解决问题的能力。

5. 对接职业大赛，规范操作技能。结合课程技能操作要求，各实验指导附有综合实训技能测试与评价（或中药传统技能竞赛方案），既可作为学生基本技能训练的操作指南，规范操作，提高能力，增强岗位竞争力，又可作为测试标准，用于评价技能水平。

本实验指导丛书编写过程中参阅并引用了部分教材、有关著作和大量的实践资料，从中借鉴了许多有益的内容，在此向原作者及出版社深表敬意和感谢！同时，有关药学部门、药品生产企业及大专院校同仁提出了宝贵意见和建议，全体编者以高度负责、严谨认真的态度为编写工作付出了大量心血，药学教学部领导及药学教研室对编写工作的顺利进行给予了大力支持，在此一并表示衷心感谢！在今后的教学使用过程中，欢迎师生提出宝贵意见和建议，以便及时更正并修改完善。

甘肃中医药大学定西校区

药学教研室

前 言

　　本书根据药学类（高职专科）专业课程标准、实验大纲及考试大纲中"药用植物学"和"生药学"的教学基本要求，结合药用植物学和生药学实验教学改革成果，参照全国职业院校技能大赛的内容与要求编写的实验教材。实验内容以大纲规定为主，并做了必要的补充与拓展，旨在使学生通过实验课的学习，能够灵活掌握药用植物学和生药学课程的基本概念、基本理论及实验的基本技能。同时增加了一些综合实验及实践，有意加强学生的独立动手能力、实验设计能力、综合实验能力及探究创新能力，从而提高学生独立思考和解决问题的良好素质，为学生后续课程的学习打下坚实的基础。

　　本书分为三部分：第一部分为药用植物学实验，包括植物形态学、植物解剖学和植物分类学实验5个；第二部分为生药学实验，包括常用生药的鉴定实验9个、综合鉴别实训2个、实践技能考核1个。第三部分为附录部分，包括光学显微镜的构造和使用、生药绘图方法与要求、生药鉴定实验常用试剂及配制、实验教学大纲和实验考试大纲等。

编　者
2021 年 5 月

目录

第三部分　附录

第一部分

药用植物学

实验 1

光学显微镜的使用和细胞后含物的观察

实验学时:2 学时

一、实验目的

1. 熟练掌握光学显微镜的使用和植物组织粉末临时制片技术。
2. 熟悉光学显微镜使用注意事项,植物组织显微绘图方法和基本技巧。
3. 学会光学显微镜的保养和细胞后含物中淀粉粒、草酸钙结晶的观察。
4. 树立严谨、认真、科学的实验态度,培养独立思考解决问题的能力。

二、实验原理及预习、预试

预习

 1. 光学显微镜的结构

 2. 光学显微镜的使用方法

 • 低倍镜的使用方法

 • 高倍镜的使用方法

 3. 光学显微镜的使用注意事项

 • 还镜、清洁显微镜、正确取放显微镜

 4. 细胞后含物的类型及结构

 • 淀粉粒、草酸钙结晶

 5. 操作注意事项

 • 实验纪律

预试

  对学生实验用显微镜全部进行课前检查,对有问题的显微镜进行修理和调换,以保证实验顺利进行。对实验材料进行装片观察,检查所配制的试剂能否正常使用,为实验准备的材料是否能显示正常结果。

准备

  实验用品:试剂、实验材料、显微镜。

  实验分组:两名同学一组,按学号随机分组。

三、实验用品

仪器设备	材料	试剂	其他
光学显微镜、酒精灯、牙签、载玻片、盖玻片、镊子	马铃薯块茎、半夏粉末、大黄粉末、甘草粉末等	水合氯醛、稀甘油、蒸馏水、稀碘液、95%乙醇、稀醋酸、稀盐酸	擦镜纸、吸水纸、火柴、HB铅笔等

四、实验过程

实验内容	实验操作步骤	实验记录
（一）光学显微镜的结构	1. 机械部分 镜座、镜柱、镜臂、镜筒、载台、转换盘、粗调节轮、细调节轮。 2. 光学部分 (1) 接目镜(目镜)：放大倍数。 (2) 接物镜(物镜)：低倍镜、高倍镜、油镜。 放大倍数计算：接目镜放大倍数×接物镜放大倍数 (3) 反光镜、聚光器、虹彩光圈。	
（二）光学显微镜的使用	1. 低倍镜的使用方法 (1) 取镜：一握、一托、镜身直。 (2) 对光：左眼从目镜观察,转动反光镜,让光路中的光线最强。 (3) 放片：玻片要干净,放凉后才可放在载物台上。 (4) 调节焦距。 (5) 观察。 2. 高倍镜的使用方法 参见附录1。 3. 使用方法练习 取一根自己的毛发,放在载玻片上,盖上盖玻片,记录在显微镜下观察的具体操作步骤。 4. 使用注意事项 (1) 加热后载玻片必须放冷才能放到载物台上观察。 (2) 光学部分不准自行擦拭。应随时保持清洁,机械部分可用软毛巾或绸布擦拭。光学部分的灰尘必须用镜头纸顺着镜头方向轻轻擦去,或用吹气球吹去,切忌用手指、手帕等擦拭。	

续表

实验内容	实验操作步骤	实验记录
（二）光学显微镜的使用	（3）显微镜配件不准自行交换。 （4）酒精灯用完后盖上酒精灯盖。	
（三）淀粉粒的结构观察	1. 马铃薯淀粉粒的观察 （1）制片：取马铃薯一小块，用刀片取少许混浊液，置于载玻片上，加甘油醋酸液（或蒸馏水）1～2滴，盖上盖玻片。如果发现盖玻片边缘有水溢出，且盖玻片下的水未充满片下的某一空间，应使用蒸馏水的滴管给那一空间补充水。 （2）观察要点：将标本片置于已对好光的显微镜下，观察马铃薯淀粉粒的形状、大小、类型（单粒、复粒、半复粒），层纹的明暗，脐点的形状、位置等特征。 2. 半夏淀粉粒的观察 （1）制片：取少许半夏粉末，置于载玻片中央，制片方法同上。 （2）观察要点：将标本片置于已对好光的显微镜下，观察半夏淀粉粒的形状、大小、类型（单粒、复粒、半复粒），层纹的明暗，脐点的形状、位置等特征。 3. 化学检识 形态观察结束后的马铃薯淀粉粒装片滴加一滴稀碘液，观察溶液颜色的变化，从显微镜下观察淀粉粒形态的变化。	
（四）草酸钙结晶结构观察	1. 大黄根茎草酸钙簇晶的观察 （1）制片（水合氯醛透化装片）：取大黄粉末少许，置于载玻片中央，滴2～3滴水合氯醛液于粉末上，用牙签尖部将粉末和水合氯醛液大致混匀。点燃酒精灯，用大拇指和食指拿住载玻片的两条长边，保持玻片水平，在酒精灯火焰的上方烘烤并来回移动。当水合氯醛溶液沸腾时，立刻将载玻片移离火焰，放置，沸腾停止后再加热，反复几次，至玻片上的液体将干时，再补加水合氯醛2～3滴，再次加热。反复透化3～4次，直至透化清晰。将载玻片平放于桌上稍放冷，再加1～2滴稀甘油，加盖盖玻片，用吸水纸吸去盖片周围多余的试液。 （2）观察要点：将载玻片置于已对好光的显微镜下，把镜头对准玻片一端顶点处，转动载物台的推进器，使玻片沿直线左右缓慢运动，从玻片一端扫描至玻片另一端。再转动载物台的推进器，使玻片沿直线上、下运动一行，再转动载物台的推进器，使玻片沿直线左右缓慢运动，从玻片一端扫描至玻片另	

实验内容	实验操作步骤	实验记录
（四）草酸钙结晶结构观察	一端,直至全部玻片内容被观察清楚。观察大黄中草酸钙簇晶的形状、大小、层次、棱角等特征。 2. 半夏块茎草酸钙针晶的观察 （1）制片（水合氯醛透化装片）:取半夏块茎粉末少许,按水合氯醛透化法制片。 （2）观察要点:将载玻片置于已对好光的显微镜下,观察半夏中草酸钙针晶的形状、大小、分布、针晶束的排列情况和单个针晶的形态等特征。 3. 观察甘草的草酸钙方晶 （1）制片（水合氯醛透化装片）:取甘草粉末少许,按水合氯醛透化法制片。 （2）观察要点:将载玻片置于已对好光的显微镜下,观察甘草中草酸钙方晶的形状、大小、分布以及晶纤维的形态等特征。 4. 草酸钙结晶的化学检识 形态观察结束后的大黄粉末装片,滴加两滴稀醋酸溶液,在显微镜下观察草酸钙结晶的形态变化;再滴加两滴稀盐酸后,在显微镜下继续观察草酸钙结晶的形态变化。	

五、实验注意事项

1. 光学显微镜的使用:光学生物显微镜是精密光学仪器,实验使用中应先掌握它的结构组成,在熟悉显微镜的使用操作步骤后,尝试自己操作试用。禁止粗暴野蛮的操作行为,以及好奇心驱使下的私自拆卸行为。光学生物显微镜机械部分的清洁,学生可以自己尝试操作。光学生物显微镜光学部分的清洁,必须由实验指导教师操作。

2. 光学显微镜的养护:正确操作,正确取放,用完还镜,玻片清洁,存放避光,贮存干燥,仔细清洁。显微镜使用完毕后,各个部件要清点齐全,归还原位。不用时应加塑料罩（或棉布罩）,及时放回镜盒内,镜盒内应放置一小袋蓝绿色的硅胶干燥剂防潮。

3. 进入实验室必须穿白工作衣。用显微镜观察时,必须用双眼,切勿紧闭一眼。要反复训练由左眼窥镜,右眼作图。所观察标本必须加盖盖玻片,制作带水或试剂的玻片标本,必须两面擦干再放载物台上观察,并且尽量不使用倾斜关节,以免溶液流出污染和腐蚀镜体。

4. 淀粉粒的观察:注意观察时显微镜的取光问题,光线强度对观察结果影响重大。观察淀粉粒的形态应该使用较弱的光线,淀粉粒的层纹才能观察清楚。

5.草酸钙结晶的观察:由于草酸钙簇晶、草酸钙针晶形态较大,所以观察相对容易。草酸钙方晶形态相对较小,观察时要仔细进行分辨。

6.水合氯醛透化装片:透化要充分,这样气泡对实验的干扰就小。加入的溶液量要适当,太少易焦片;加入太多,液体流动不易控制。加热透化后,一定要及时补充足量的水合氯醛(或稀甘油)后加盖盖玻片。制好的玻片上、下面一定要清洁干净,否则对显微镜载物台或接物镜会造成损害。

7.实验室是学习的公共环境,同学们要学会相互配合、相互合作。实验中多用脑去思考,培养自己解决问题的能力,多做、多想、少说、少看。需要提问和商榷问题时,注意声音要小,不要干扰其他同学实验的进行。

实验1　光学显微镜的使用和细胞后含物的观察

专业 _____ 班级 _____ 学号 _____ 姓名 _____

组号 _____ 实验合作者 _____ 实验时间 _____

一、实验目的

二、实验过程与结果分析

1. 光学显微镜的结构(机械部分、光学部分等)

2. 光学显微镜的使用
(1)低倍镜的使用

(2)高倍镜的使用

3. 光学显微镜的使用注意事项

4. 细胞后含物观察结果分析

(1)绘出马铃薯和半夏的淀粉粒特征图。

马铃薯淀粉粒绘图　　　　　　　　　　半夏淀粉粒绘图

(2)绘出大黄、半夏和甘草草酸钙结晶的特征图。

大黄草酸钙结晶绘图　　　　　　　　　半夏草酸钙结晶绘图

甘草草酸钙结晶绘图

三、实验小结与讨论(综合分析,得出结论,讨论成功与失败、问题与不足、意见与建议或改进措施等)

报告人 _____

报告时间 _____

四、教师评语及成绩

教师签名 _____　　　　　　年　　　月　　　日

实验 **2**

植物组织
——机械组织、保护组织、分泌组织和输导组织

实验学时:2 学时

一、实验目的

1. 熟练掌握机械组织、保护组织、分泌组织和输导组织的显微特征。
2. 熟悉植物组织粉末制片技术,掌握植物组织显微绘图方法和基本技巧。
3. 学会表面制片技术和徒手切片制片技术,使用扫描法观察植物组织特征。
4. 树立严谨、认真、科学的实验态度,培养独立思考解决问题的能力。

二、实验原理及预习、预试

预习
    1. 机械组织的显微特征
    ● 石细胞、纤维
    2. 保护组织的显微特征
    ● 毛茸、气孔
    3. 分泌组织的显微特征
    ● 分泌细胞、分泌隙
    4. 输导组织的显微特征
    ● 环纹导管、螺纹导管、梯纹导管、网纹导管、孔纹导管

预试
    对学生实验用显微镜全部进行课前检查,对有问题的显微镜进行修理和调换,以保证实验顺利进行。对实验材料进行装片观察,检查所配制的试剂能否正常使用,为实验准备的材料是否能显示正常结果。

准备
    实验用品:试剂、实验材料、显微镜。
    实验分组:两名同学一组,按学号随机分组。

三、实验用品

仪器设备	材料	试剂	其他
光学显微镜、酒精灯、牙签、载玻片、盖玻片、刀片、毛笔、培养皿、镊子	梨、鲜姜、新鲜薄荷叶、新鲜橘皮、半夏粉末、黄柏粉末、大黄粉末、甘草粉末等	水合氯醛、稀甘油、蒸馏水、稀碘液、95%乙醇、稀醋酸、稀盐酸、间苯三酚、苏丹Ⅲ等	擦镜纸、吸水纸、火柴、HB铅笔等

四、实验过程

实验内容	实验操作步骤	实验记录
（一）植物组织制片技术	**1. 表面制片技术** 　用镊子撕取植物叶上表皮细胞一层，放在盛少许水的培养皿中，在水的表面张力作用下自然平张。用牙签将大小适中的上表皮组织挑放在载玻片上的适当位置，加水2滴，盖上盖玻片，即可观察。 **2. 徒手切片制片技术** 　（1）取材：用锋利的刀片切取植物体的某一部分，当厚度不小于1 cm时，就可以拿在手中切，如小于1 cm或柔软的材料（如根尖、花瓣、叶片等），不能直接拿在手中切时，可夹在萝卜、胡萝卜、马铃薯中切。 　（2）切片：用左手握住，握时，用中指、食指和大拇指捏住材料被削出横切面的一端，用无名指和小拇指托住材料的底部；右手握刀片，用大拇指和食指平握刀片，刀口朝向怀里，小拇指和无名指夹住一小号毛笔，笔头向外。切片时手腕不动而右臂移动，带动刀片从材料的左前方朝材料的右后方拉切过来，行刀时，速度要快，保持水平。切下的切片用毛笔拨入盛水的培养皿中。取最薄的切片装片。	
（二）机械组织的结构观察	**1. 梨的石细胞观察** 　（1）制片：用水合氯醛透化装片。 　（2）观察：梨的石细胞较大，多呈类方形，无色，细胞壁厚、胞腔小，细胞壁上层纹明显，石细胞多成群存在。 **2. 黄柏的石细胞及纤维观察** 　（1）制片：用水合氯醛透化装片。	

续表

实验内容	实验操作步骤	实验记录
（二） 机械组织的 结构观察	（2）观察：黄柏的石细胞较大，呈分枝状、黄色，细胞壁厚、胞腔小，细胞壁上层纹明显，石细胞多分散存在。纤维多成束，与草酸钙方晶结合成晶纤维。 3. 甘草的纤维观察 （1）制片：用水合氯醛透化装片。 （2）观察：甘草的纤维多成束，与草酸钙方晶结合成晶纤维。	
（三） 保护组织的 结构观察	1. 薄荷叶的毛茸观察 （1）制片：用表面制片法装片。 （2）观察：薄荷叶的毛茸有两种。①腺毛：一种为单细胞头，单细胞细长柄部的腺毛；一种为头部8细胞，直径约至90 μm，柄单细胞的腺鳞。②非腺毛：1～8细胞，常弯曲，壁厚，微具疣突。 2. 薄荷叶的气孔观察 （1）制片：用水合氯醛透化装片。 （2）观察：薄荷叶下表皮气孔多见，直轴式。	
（四） 分泌组织的 结构观察	1. 生姜的油细胞观察 （1）制片：用徒手切片技术切取新鲜生姜根茎的横切片，分别制水装片和水合氯醛透化装片。 （2）观察：水装片，可以清楚地观察到生姜的黄色，类圆形油细胞。水合氯醛透化装片可以观察到生姜油细胞的细胞壁增厚，但油细胞黄色消失。 2. 橘皮的油室观察 （1）制片：用徒手切片技术切取新鲜橘皮的横切片，用水合氯醛透化装片。 （2）观察：橘皮的油室为溶生式分泌隙，内层分泌细胞细胞壁残缺不全，油室腔室内有黄色液滴状挥发油存在。	
（五） 输导组织的 结构观察	1. 半夏的环纹导管观察 （1）制片：用水合氯醛透化装片。 （2）观察：半夏的导管数多数为螺纹导管，少数为环纹导管。导管细小。	

续表

实验内容	实验操作步骤	实验记录
（五） 输导组织的 结构观察	2.大黄的网纹导管观察 （1）制片：用水合氯醛透化装片。 （2）观察：大黄中存在大多数大型肋骨状网纹导管。	

五、实验注意事项

1.光学显微镜的使用：光学生物显微镜是精密光学仪器，实验使用后放置时，应使显微镜恢复休息状态。显微镜使用完毕后，一定要还镜。

2.在光学显微镜下观察植物组织时，一定要保持玻片清洁，载玻片上、下不能有溶液存在，否则会对显微镜造成损害。如果显微镜接镜沾染上溶液，必须及时向实验指导教师报告，及时进行清洁，保护接物镜不被损害。

3.水合氯醛透化制片时，注意用酒精灯加热的操作，手捏住载玻片的两边，在酒精灯的外焰上加热，由于玻璃不导热，一般不会伤害手指。加热透化时，一定要保持载玻片上有少量水合氯醛溶液存在，不要烧干，否则会造成装片焦煳，植物组织变色。

4.使用徒手切片制片技术装片时，必须学会两手配合正确的操作。操作时注意向内行刀时，要快速，保持水平。切下的切片用毛笔拨入盛水的表面皿中。取最薄的切片装片。使用的刀片为单面或双面刮胡刀刀片，十分锋利，要注意安全，行刀时小心不要伤到手指。

5.用扫描法观察玻片内容时，可以上下扫描，也可以左右扫描。但一定要细心、耐心、小心地找寻目标组织结构。实验前熟悉观察对象的理论形态结构，是快速、正确地完成观察任务的前提保障。

6.实验室必须保持安静，实验中要多动手，多动脑，少动口，注意培养自己解决问题的能力。同一实验小组的同学要相互配合，共同完成实验任务。实验室内不准玩手机，可以使用手机进行显微镜下的内容拍摄。

7.实验中观察到的现象要及时进行记录，在书写实验报告时，必须记录自己真实的实验结果和内容，禁止抄袭他人报告的不良行为。

实验2 植物组织
——机械组织、保护组织、分泌组织和输导组织

专业 _____ 班级 _____ 学号 _____ 姓名 _____

组号 _____ 实验合作者 _____ 实验时间 _____

一、实验目的

二、实验过程与结果分析

1. 简述表面制片技术

2. 简述徒手切片制片技术

3. 简述粉末制片技术

4. 机械组织结构观察结果分析

（1）绘出梨和黄柏的石细胞特征图。

梨的石细胞图　　　　　　　　　　**黄柏的石细胞图**

结果分析：

（2）绘出黄柏和甘草的晶纤维特征图。

黄柏的晶纤维图　　　　　　　　　　　　　　甘草的晶纤维图

结果分析：

5.绘出薄荷叶的毛茸和气孔特征图

薄荷叶毛茸的结构图　　　　　　　　　　　　薄荷叶气孔的结构图

结果分析：

6. 绘出生姜油细胞和橘皮油室的特征图

生姜的油细胞特征图　　　　　　　　　　　　　　橘皮的油室特征图

结果分析：

7. 绘出半夏和大黄导管特征图

半夏环纹导管特征图　　　　　　　　　　　　　　大黄网纹导管特征图

结果分析：

三、实验小结与讨论（综合分析，得出结论，讨论成功与失败、问题与不足、意见与建议或改进措施等）

报告人 ＿＿＿＿＿＿＿＿

报告时间 ＿＿＿＿＿＿＿＿

四、教师评语及成绩

教师签名＿＿＿＿＿＿＿＿　　　年　　月　　日

实验 3

植物器官
——根与茎

实验学时:2 学时

一、实验目的

1. 熟练掌握光学显微镜的使用和植物组织装片观察技巧。

2. 掌握植物根的初生构造特征和次生构造特征、双子叶植物茎的初生构造、双子叶植物木质茎的次生构造特征。

3. 熟悉双子叶植物草质茎的次生构造特征、双子叶植物根状茎的次生构造特征。学会植物器官显微绘图方法和基本技巧。

4. 了解植物根和茎的形态特征及形态分类。

5. 树立严谨、认真、科学的实验态度,培养独立思考解决问题的能力。

二、实验原理及预习、预试

预习

1. 根的形态特征
- 直根系与须根系、定根与不定根
2. 变态根的分类
- 贮藏根、支持根、攀缘根、气生根、寄生根
3. 根的显微结构特征
- 双子叶植物根的初生构造、双子叶植物根的次生构造、单子叶植物根的初生构造
4. 茎的形态特征
- 节、节间、芽、叶痕、皮孔
5. 茎的类型
- 直立茎、缠绕茎、攀缘茎、平卧茎、匍匐茎
6. 变态茎的类型
- 根状茎、球茎、块茎、鳞茎、叶状茎、枝刺、茎卷须

7.茎的显微结构特征	

7.茎的显微结构特征

　　● 双子叶植物茎的初生构造、双子叶植物木质茎的次生构造、双子叶植物根茎的次生构造、单子叶植物茎的初生构造

预试

　　对学生实验用显微镜全部进行课前检查,对有问题的显微镜进行修理和调换,以保证实验顺利进行。对实验材料进行装片观察,检查所配制的试剂能否正常使用,为实验准备的材料是否能实验显示正常结果。

准备

　　实验用品:试剂、实验材料、显微镜、植物器官根的构造装片、植物器官茎的构造装片。

　　实验分组:两名同学一组,按学号随机分组。

三、实验用品

仪器设备	材料	试剂	其他
光学显微镜、放大镜、载玻片、盖玻片	党参、葱、桔梗、小麦、萝卜、玉米、葡萄茎、吊兰、桑寄生、白杨树枝、马铃薯、竹、苹果树、牵牛花、地锦、草莓、生姜、荸荠、百合、侧柏、枸杞、毛茛根切片、甘草根切片、马兜铃茎切片、椴树切片、黄连根茎切片	水合氯醛、稀甘油、蒸馏水、稀碘液、95%乙醇、稀醋酸、稀盐酸	擦镜纸、吸水纸、火柴、HB铅笔等

四、实验过程

实验内容	实验操作步骤	实验记录
（一） 植物器官 ——根的 形态特征	1.直根系与须根系 (1)直根系:观察党参的根系。 (2)须根系:观察葱的根系。 2.定根与不定根 (1)定根:观察桔梗的根。 (2)不定根:观察小麦的根。	
（二） 变态根 的类型	1.贮藏根 观察萝卜根。 2.支持根 观察玉米根。	

续表

实验内容	实验操作步骤	实验记录
（二） 变态根的 类型	3.攀缘根 观察葡萄茎。 4.气生根 观察吊兰。 5.寄生根 观察桑寄生。	
（三） 根的内 部构造	1.观察根的初生构造（毛茛根的切片） （1）表皮：一轮，薄壁细胞，排列整齐，无细胞间隔。可形成根被。 （2）皮层：①外皮层——表皮下，一轮，薄壁细胞，排列整齐，无细胞间隔。②皮层薄壁细胞——薄壁细胞，排列松散，细胞间隔较大。③内皮层——凯氏点，凯氏带。一轮，薄壁细胞，五面增厚，排列整齐，无细胞间隔。具凯氏点和凯氏带结构。 （3）维管柱：①中柱鞘1~2列，薄壁细胞，排列紧密。②维管束为辐射维管束。③髓。 2.观察双子叶植物根的次生构造（甘草根的切片） （1）周皮：①木栓层为多列木栓化细胞，细胞常呈扁平状，死亡细胞，细胞排列紧密，无细胞间隙，多为2~3列或多列木栓细胞组成。②木栓形成层细胞形体小，排列紧密，核大、质浓。常由2~3个细胞构成，为生活细胞。③栓内层为多列薄壁细胞构成，细胞多形体较大，排列松散，有细胞间隙。可存在营养物质的贮藏薄壁细胞，也可见各种晶体、分泌组织存在。 （2）维管柱：①维管束为无限外韧型。次生韧皮部由筛管（输导组织）、伴胞（输导组织）、韧皮纤维（机械组织）、韧皮薄壁细胞（薄壁组织）组成；形成层细胞形体小，排列紧密，核大、质浓。常2~3列细胞构成；次生木质部由导管（输导组织）、木纤维（机械组织）、木薄壁细胞（薄壁组织）组成。②射线包括束间射线、束内射线、韧皮射线、木射线。	

实验内容	实验操作步骤	实验记录
（四） 植物器官 ——茎的 形态特征	1. 节 观察白杨树枝、马铃薯、竹节的形态特征。 2. 节间 观察苹果树长枝和短枝节间特征。 3. 叶痕 观察白杨树枝的叶痕。 4. 皮孔 观察白杨树枝的皮孔特征。	
（五） 茎的类型	1. 依茎的生长状态分类 分为直立茎、缠绕茎、攀缘茎、平卧茎、匍匐茎。 观察苹果树、牵牛花、葡萄茎、地锦、草莓等植物茎的形态特征。 2. 变态茎的类型 （1）地下变态茎：包括根茎、球茎、块茎、鳞茎等。 观察生姜、荸荠、马铃薯、百合等地下变态茎的形态特征。 （2）地上变态茎：包括叶状茎、枝刺、茎卷须等。 观察侧柏、枸杞、葡萄等地上变态茎的形态特征。	
（六） 茎的组织 构造	1. 观察双子叶植物茎的初生构造（马兜铃茎的切片） （1）表皮：一轮，薄壁细胞，排列整齐，无细胞间隔。可形成根被。 （2）皮层：薄壁细胞，排列松散，细胞间隔较大，无层次分化。 （3）维管柱：维管束为外韧型维管束。 （4）髓部：薄壁细胞，排列松散，细胞间隔较大。 2. 观察双子叶植物木质茎的次生构造（椴树茎的切片） （1）周皮：①木栓层为多列木栓化细胞，细胞常呈扁平状，死亡细胞，细胞排列紧密，无细胞间隙，多为2~3列或多列木栓细胞组成。②木栓形成层细胞形体小，排列紧密，核大、质浓。常由2~3个细胞构成，为生活细胞。③栓内层由多列薄壁细胞构成，细胞多形体较大，排列松散，有细胞间隙，可存	

续表

实验内容	实验操作步骤	实验记录
（六） 茎的组织 构造	在营养物质的贮藏薄壁细胞,也可见各种晶体、分泌组织存在。 （2）维管柱：①维管束为无限外韧型,次生韧皮部由筛管（输导组织）、伴胞（输导组织）、韧皮纤维（机械组织）、韧皮薄壁细胞（薄壁组织）构成。形成层细胞形体小,排列紧密,核大、质浓。常由2~3个细胞构成。次生木质部由导管（输导组织）、木纤维（机械组织）、木薄壁细胞（薄壁组织）组成。②射线有束间射线、束内射线、韧皮射线、木射线等。③髓。 3.观察双子叶植物根茎的次生构造（黄连根茎切片,不发达的次生构造） （1）周皮：①木栓层为多列木栓细胞,细胞常呈扁平状,细胞排列紧密,无细胞间隙。②木栓形成层细胞形体小,排列紧密,核大、质浓。常由2~3个细胞构成。③栓内层由多列薄壁细胞构成,细胞多形体较大,排列松散,有细胞间隙。可存在营养物质的贮藏薄壁细胞,也可见各种晶体、分泌组织存在。 （2）维管柱：①维管束为无限外韧型。次生韧皮部由筛管（输导组织）、伴胞（输导组织）、韧皮纤维（机械组织）、韧皮薄壁细胞（薄壁组织）组成。形成层细胞形体小,排列紧密,核大、质浓。常由2~3个细胞构成。次生木质部由导管（输导组织）、木纤维（机械组织）、木薄壁细胞（薄壁组织）组成。②射线包括束间射线、束内射线、韧皮射线、木射线等。③髓部较宽广,薄壁细胞排列疏松。 4.观察单子叶植物茎的初生构造（玉米茎切片） （1）表皮：一列,薄壁,排列整齐,无细胞间隙。 （2）皮层：多列,外壁为角质化细胞,排列松散,细胞间隙明显。与维管柱无明显界限。 （3）维管柱：维管束为外韧型,散生,多数,较小。	

五、实验注意事项

1.植物形态学实验,要求同学们认真观察植物器官特征,进行比较观察,认真记录植物器官的形态特征。通过实验,应仔细辨认各种常见药用植物的特征。

2.植物器官较小时,可先通过使用放大镜进行认真观察。必要时,可以使用解剖针进行剖离观察。

3.光学显微镜的养护：正确操作,正确取放,用完还镜,玻片清洁,存放避光,贮存干燥,仔细清洁。显微镜使用中注意保护接物镜和玻片。

4.进行植物器官的构造观察时,可以根据观察者的需要采用从外到内,或从内到外,逐层扫描的方法,分层次进行逐步仔细观察记录,不应该遗漏任何应该进行观察的植物组织。

5.在显微镜下观察植物器官构造时,注意各部位组织特征和特点。观察之前对植物器官的构造理论应该熟悉,对植物器官构造中各部位之间的排列关系、前后顺序,以及各部级成的组织特征都应该熟记。

6.培养良好的实验习惯,要学会实验操作中相互配合、相互合作。多用脑去思考,培养自己解决问题的能力。

实验3 植物器官
——根与茎

专业 ＿＿＿＿＿ 班级 ＿＿＿＿＿ 学号 ＿＿＿＿＿ 姓名 ＿＿＿＿＿＿

组号 ＿＿＿＿＿ 实验合作者 ＿＿＿＿＿＿ 实验时间 ＿＿＿＿＿＿＿

一、实验目的

二、实验过程与结果分析

1. 植物器官——根的形态特征

(1)描述直根系与须根系的形态特征。

(2)描述定根与不定根的形态特征。

2. 描述各种变态根的形态特征

名称	贮藏根	支持根	攀缘根	气生根	寄生根
萝卜					
玉米					
葡萄茎					
吊兰					
桑寄生					

3. 分别绘出毛茛根和甘草根横切面组织构造简图

毛茛根横切面简图　　　　　　　**甘草根横切面简图**

4.按要求填写下表

	双子叶植物根	单子叶植物根
初生构造		
次生构造		
髓部		

5.分别描述节、节间、叶痕、皮孔的特征

6.茎的类型

（1）分别描述各种茎的形态特征。

名称	直立茎	缠绕茎	攀缘茎	平卧茎	匍匐茎
苹果树					
牵牛花					
葡萄茎					
地锦					
草莓					

（2）分别描述各种地下变态茎的形态特征。

名称	根状茎	球茎	块茎	鳞茎
姜				
荸荠				
马铃薯				
百合				

（3）分别描述各种地上变态茎的形态特征。

名称	叶状茎	枝刺	茎卷须
侧柏			
枸杞			
葡萄			

7. 分别绘出马兜铃、椴树、黄连及玉米茎的组织构造简图

马兜铃茎横切面简图　　　　　　　　　　**椴树茎横切面简图**

黄连根茎横切面简图　　　　　　　　　　**玉米茎横切面简图**

8. 茎的组织构造观察结果分析

	双子叶植物茎	单子叶植物茎
初生构造		
次生构造		
髓部		

三、实验小结与讨论(综合分析,得出结论,讨论成功与失败、问题与不足、意见与建议或改进措施等)

报告人 ＿＿＿＿＿＿＿

报告时间 ＿＿＿＿＿＿

四、教师评语及成绩

教师签名＿＿＿＿＿＿＿　　　　年　　月　　日

实验 4

植物器官
——叶、花、果实与种子

实验学时:2 学时

一、实验目的

1.熟练掌握光学显微镜的使用和植物组织装片观察技巧。

2.掌握双子叶植物叶的初生构造。

3.熟悉叶、花、果实和种子的形态及结构组成特点,植物器官叶的显微绘图方法和基本技巧。

4.正确观察植物叶、花、果实和种子的形态特征,并正确进行植物叶、花、果实和种子的形态分类。

5.树立严谨、认真、科学的实验态度,培养独立思考解决问题的能力。

二、实验原理及预习、预试

预习
  1.叶的形态特征
  2.叶的分类
  • 叶的类型
  • 变态叶的类型
  3.叶的内部构造
  4.花的形态特征
  5.花序的类型
  • 无限花序
  • 有限花序
  6.果实的类型
  • 单果
  • 聚合果
  • 聚花果
  7.种子的类型

预试
对学生实验用显微镜全部进行课前检查,对有问题的显微镜进行修理和调换,以保证实验顺利进行。对实验材料进行装片观察,检查所配制的试剂能否正常使用,为实验准备的材料是否能进行实验显示正常结果。

准备
实验用品:试剂、实验材料、显微镜、植物器官根的构造装片、植物器官茎的构造装片。 　　实验分组:两名同学一组,按学号随机分组。

三、实验用品

仪器设备	材料	试剂	其他
光学显微镜、放大镜、载玻片、盖玻片	杏树叶、柳树叶、荷叶、银杏叶、车前草叶、菖蒲叶、大黄叶、甘草叶、芭蕉叶、棕榈叶、杨树叶、豌豆叶、牡丹叶、槐树叶、刺五加叶、橘叶、仙人掌、豆角叶、白合叶、向日葵叶、厚朴叶、菘蓝花、薄荷花、黄芪花、菊花、水仙花、牵牛花、党参花、南瓜花、红花、各种果实、各种种子、薄荷叶组织切片等	水合氯醛、稀甘油、蒸馏水、稀碘液、95%乙醇、稀醋酸、稀盐酸	擦镜纸、吸水纸、火柴、HB铅笔等

四、实验过程

实验内容	实验操作步骤	实验记录
(一) 植物器官 ——叶的 形态特征	(1)观察杏树叶、柳树叶、荷叶、银杏叶、车前草叶、菖蒲叶、大黄叶、甘草叶、芭蕉叶、棕榈叶、厚朴叶等的形态特征。 　　观察时注意叶的叶形、叶端、叶基、叶缘、叶片分裂、质地、叶脉等特征。 　　(2)观察杨树叶的叶柄形态,注意叶柄的特征。 　　(3)观察豌豆的托叶形态,注意托叶的特征。	
(二) 叶的类型	(1)观察杨树叶的形态,注意单叶的特征。 　　(2)观察牡丹叶、槐树叶、刺五加叶、橘叶的形态特征。注意区分叶的类型。	
(三) 变态叶 的类型	观察仙人掌、豆角叶、百合叶、向日葵叶的形态特征。注意区分变态叶的类型。	

续表

实验内容	实验操作步骤	实验记录
（四） 叶的内部 构造	观察薄荷叶横切片的显微结构,描述结构特征。 1. 表皮 （1）上表皮:一列,薄壁细胞,排列紧密,可分化产生气孔和毛茸,上表皮气孔较少。表面可角质化形成角质层或蜡被。 （2）下表皮 一列,薄壁细胞,排列紧密,可分化产生气孔和毛茸。下表皮多气孔。 2. 叶肉 上下表皮之间的部分是叶片光合作用的主要部位。 （1）栅栏组织:位于上表皮下,由一层或数层长圆柱状细胞紧密排列而形成。多含叶绿体。 （2）海绵组织:位于下表皮上方,由多列类圆形细胞排列形成,细胞间隙较大,细胞排列松散。叶绿体较少。 3. 叶脉 叶片中的维管束,其结构与茎的初生构造相同,为外韧维管束,木质部在叶的下方,呈半月形,韧皮部在叶的上方。	
（五） 植物器官 ——花的 形态特征	1. 花的结构 （1）观察玫瑰花的花梗、花托、花被、花萼、花冠、雄蕊、雌蕊形态特征。 （2）观察菘蓝、薄荷、黄芪、菊花、水仙花、牵牛花、党参花、南瓜花、红花等的花冠形态特征。 （3）观察菘蓝花、薄荷花、黄芪花、南瓜花等的雄蕊类型。 （4）观察菘蓝花、黄芪花、南瓜花雌蕊类型。 2. 观察槐、车前草、杨树、半夏、苹果、葱、独活、向日葵、无花果、菖蒲、石竹、大戟、薄荷等植物花序的类型。	
（六） 植物器官 ——果实的 形态特征	（1）观察苹果的内部结构,描述果实的结构特征。 （2）观察飞燕草、豆角、荠菜果实、洋金花果实、向日葵、玉米、板栗、榆树果实、小茴香、枸杞子、杏、橘子、南瓜、苹果、八角茴香、葡萄、菠萝的果实,判定各种果实的类型。	

实验内容	实验操作步骤	实验记录
（七）植物器官——种子的形态特征	（1）观察蓖麻和玉米种子,解剖种子的结构。 （2）观察蓖麻、大豆、玉米、泽泻的种子,判断种子的类型。	

五、实验注意事项

1. 在植物器官形态学实验中,学生应学会辨认准备的实验材料,必须完成常见 200 种以上药用植物的辨认。有条件时,可组织学生进行药用植物野外实习,了解本地区常见药用植物分布状况。

2. 本次实验为药用植物实验中最后一次使用显微镜的实验,学生必须熟练掌握光学显微镜的使用及保养,为后期专业课程的学习奠定基础。

3. 叶的形态特征实验包含的内容较多,应用的实验材料也较多,实验指导教师可根据自身情况进行合理调整,确保达到基本实验要求。

4. 花、果实和种子只设计了形态实验,没有显微实验,如需要教师可自行调整。

5. 实验项目设计较多,具体可以根据实验条件做适当的调整,叶的显微构造内容必须进行。

6. 本次实验设计的内容较多,涉及实验的材料数量和类型广泛,实验准备工作应该组织学生共同进行。当实验内容在规定时间内无法在实验室内完成时,可安排在课后,由学生自行完成。

实验4　植物器官
——叶、花、果实与种子

专业 _____ 班级 _____ 学号 _____ 姓名 _____

组号 _____ 实验合作者 _____ 实验时间 _____

一、实验目的

二、实验过程与结果分析

1. 植物器官——叶的形态特征

（1）将杏树叶、柳树叶、荷叶、银杏叶、车前草叶、菖蒲叶、大黄叶、甘草叶、芭蕉叶、棕榈叶、厚朴叶按要求填入下表。

	长宽比近1∶1	长宽比1∶（1.5～2）	长宽比1∶（3～5）	长宽比1∶5以上
最宽处位于基部				
最宽处位于中部				
最宽处位于顶部				

（2）将杏树叶、柳树叶、荷叶、银杏叶、车前草叶、菖蒲叶、大黄叶、甘草叶、芭蕉叶、棕榈叶、厚朴叶按要求填入下表。

叶脉类型	植物名称
二叉分支脉	
网状脉	
平行脉	

2.将杏树叶、柳树叶、荷叶、银杏叶、车前草叶、菖蒲叶、大黄叶、甘草叶、芭蕉叶、棕榈叶、厚朴叶按要求填入下表

	植物名称
单叶	
三出复叶	
掌状复叶	
羽状复叶	
单生复叶	

3.按要求填写下表

	特征	植物名称
叶刺		
叶卷须		
鳞叶		
苞叶		

4.绘出薄荷叶横切面组织构造简图

薄荷叶横切面简图

5.植物器官——花的形态特征

（1）分别写出玫瑰花的花梗、花托、花被、花萼、花冠、雄蕊、雌蕊形态特征。

（2）按要求填写下表。

	特征	植物
十字花冠		
唇形花冠		
蝶形花冠		
管状花冠		
高脚碟形花冠		
漏斗状花冠		
钟状花冠		
轮状花冠		
舌状花冠		
二强雄蕊		
四强雄蕊		
二体雄蕊		
聚药雄蕊		
单雌蕊		
离生心皮雌蕊		
合生心皮雌蕊（复雌蕊）		
总状花序		
穗状花序		
柔荑花序		
肉穗花序		
伞房花序		
伞形花序		
头状花序		
隐头花序		
单歧聚伞花序		
二歧聚伞花序		
多歧聚伞花序		
轮伞花序		

6. 植物器官——果实的形态特征

（1）观察并描述苹果横切面组织构造特征。

（2）按要求填写下表。

	特征	植物名称
蓇葖果		
荚果		
角果		
蒴果		
颖果		
瘦果		
坚果		
翅果		
双悬果		
浆果		
核果		
梨果		
柑果		
瓠果		
聚合蓇葖果		
聚合浆果		
聚合瘦果		

(3)观察并描述菠萝的形态特征。

7. 植物器官——种子的形态特征

(1)观察蓖麻种子的结构特征,并完成下表。

	特点
种脊	
种孔	
种阜	
合点	
种脐	
胚根	
胚茎	
胚芽	
子叶	

(2)观察玉米种子的结构特征,并完成下表。

	特点
种脊	
种孔	
种阜	
合点	
种脐	
胚根	
胚茎	
胚芽	
子叶	

（3）将你所熟知的种子填入下表。

	有胚乳种子	无胚乳种子
双子叶		
单子叶		

三、实验小结与讨论（综合分析,得出结论,讨论成功与失败、问题与不足、意见与建议或改进措施等）

报告人 _____

报告时间 _____

四、教师评语及成绩

教师签名 _____　　　年　　月　　日

实验 **5**

植物分类

实验学时:2 学时

一、实验目的

1.熟练掌握常用重要药用植物的分类特征。

2.熟悉常用药用植物分科特征。

3.能够识别常见重要药用植物 200 种以上。

4.学会药用植物腊叶标本的采集、干燥、消毒和制作、分类鉴定,能够制作出一份合格的药用植物腊叶标本。

5.树立严谨、认真、科学的实验态度,培养独立思考解决问题的能力。

二、实验原理及预习、预试

预习

　1.双子叶植物纲的特征

　2.单子叶植物纲的特征

　3.双子叶植物纲重要分科的分类特征

　•毛茛科、蓼科、木兰科、十字花科、蔷薇科、豆科、伞形科、五加科、唇形科、茄科、玄参科、桔梗科、菊科

　4.单子叶植物纲重要分科的分类特征

　•禾本科、百合科、天南星科、姜科、兰科

　5.常见重要药用植物的分类特征

　•大黄、黄连、甘草、党参、桔梗、枸杞、黄芪、人参、当归、金银花、天麻、百合、半夏、薄荷、苦杏仁、地黄、乌头、附子、麦冬、三七、丹皮、赤芍、红花、菊花、板蓝根等

　6.药用植物腊叶标本的制作方法

　•查阅文献、药用植物野外实习用品准备、野外药用植物采集、标本的压制和干燥、消毒、上台纸、分类鉴定、贮藏

预试
对学生实验用品全部进行课前检查,对有问题的用品进行修理和调换,以保证实验顺利进行。对实验材料进行装片观察,检查所配制的试剂能否正常使用,为实验准备的材料是否能显示正常结果。
准备
实验用品:试剂、实验材料、显微镜、放大镜、台纸、吸水纸、采集杖、采集夹等。 　　实验分组:两名同学一组,按学号随机分组。

三、实验用品

仪器设备	材料	试剂	其他
光学显微镜、放大镜、载玻片、盖玻片、望远镜、海拔仪、经纬仪、紫外光灯、采集夹、采集杖、台纸、枝剪	牡丹、大黄、菘蓝、杏、黄芪、独活、薄荷、枸杞、南瓜、桔梗、红花、百合、天麻等	95%乙醇、稀醋酸、1%升汞酒精溶液	HB 铅笔、吸水纸、硫黄、标本采集记录本、标本采集签

四、实验过程

实验内容	实验操作步骤	实验记录
（一）双子叶植物纲分类	1. 毛茛科 　　草本,萼片 3~5 片或更多,常呈瓣状;雄蕊多数,螺旋状排列。雌蕊多数,螺旋状排列。聚合瘦果或蓇葖果。 　　观察牡丹的形态特征。 2. 蓼科 　　草本,茎节常膨大,具膜质托叶鞘。单被花,瓣状,宿存。花小,多穗状或圆锥花序。瘦果或小坚果,三棱或双凸镜形。 　　观察大黄的形态特征。 3. 十字花科 　　草本,花两性;辐射对称,总状花序;萼片 4,花瓣 4,排列成十字形;雄蕊 4 强;子房上位,2 心皮,长角果或短角果。 　　观察菘蓝的形态特征。	

续表

实验内容	实验操作步骤	实验记录
（一）双子叶植物纲分类	**4. 蔷薇科** 草本,灌木或乔木;单叶或复叶,常具托叶;花萼基部多与花托愈合成碟形或坛状的花管;花萼、花冠5数,着生于花管的周缘;蓇葖果、瘦果、核果或梨果,蔷薇果。本科分四个亚科,分别是绣线菊亚科、蔷薇亚科、桃亚科、梨亚科。 观察杏的形态特征。 **5. 豆科** 木本或草本;多复叶,具托叶;花萼5裂;花冠5瓣,蝶形;雄蕊常10枚,二体;雌蕊1心皮,1室,边缘胎座;荚果,无胚乳种子。本科分三亚科,分别是含羞草亚科、云实亚科、蝶形花亚科。 观察黄芪的形态特征。 **6. 伞形科** 草本;叶互生,复叶,叶柄基部扩大成叶鞘状;花小,复伞形花序;萼齿5,花瓣5,雄蕊5枚;子房下位,双悬果。 观察独活的形态特征。 **7. 唇形科** 草本;茎四棱,叶对生;花两侧对称,聚伞花序;花唇形,2强雄蕊;子房上位,2心皮,4室;四个小坚果。 观察薄荷的形态特征。 **8. 茄科** 草本或木本,花萼5裂,宿存,花冠5齿,雄蕊5枚,子房上位,中轴胎座,浆果或蒴果。 观察枸杞的形态特征。 **9. 葫芦科** 草质藤本,有卷须;花单性,同株;花萼5裂,花冠合瓣5裂;雄蕊3或5;子房下位,3心皮,侧膜胎座;瓠果。 观察南瓜的形态特征。 **10. 桔梗科** 多为草本,常具白色乳汁;多为单叶,互生,无托叶;花两性,	

实验内容	实验操作步骤	实验记录
（一） 双子叶植物纲分类	单生或二歧聚伞花序;花萼 5 裂,宿存;冠常呈钟状或管状,5 裂;雄蕊 5;子房下位或半下位,中轴胎座;浆果或蒴果。 　观察桔梗的形态特征。 11. 菊科 　草本。常具乳汁和菊糖;头状花序,一至多个总苞围绕;花序 3 种形式:A 全舌状花,B 全管状花,C 边舌状花,中央管状花;萼片常变态成冠毛;雄蕊 4～5,聚药;子房下位,瘦果。 　观察红花的形态特征。	
（二） 单子叶植物纲分类	1. 百合科 　草本,具地下鳞茎,块茎或根状茎;花被瓣状,6 片,排列成 2 轮;雄蕊 6 枚,与花被同数对生;子房上位,3 室,中轴胎座;蒴果或浆果。 　观察百合的形态特征。 2. 兰科 　草本,陆生或腐生;花被片 6,两轮,外轮 3 片,萼状;内轮 3 片瓣状,内轮花被片有一片特化扩大成唇瓣;雄蕊 1～2 枚,与花柱合生而称合蕊柱;子房下位,侧膜胎座;蒴果,种子极微小。 　观察天麻的形态特征。	
（三） 植物腊叶标本的制作	1. 查阅文献 　了解准备采集的地区药用植物资源分布基本状况,并对分布广泛的药植物资源的识别特征进行收集。 2. 准备野外实习用品 　采集夹、采集杖、吸水纸的准备,采集记录、采集标签的制作,泡制标本用液体的配制。海拔仪、经纬仪、望远镜以及常用药物的准备。 3. 分组进行野外药用植物采集 　采集时必须及时对标本进行记录,及时给采集的标本挂上采集标签。 4. 标本的压制和干燥 　标本采集后,及时压制和干燥。初压的标本要尽量捆紧,以	

续表

实验内容	实验操作步骤	实验记录
（三）植物腊叶标本的制作	使标本压平,并与吸水纸接触紧密,又较容易干。3～4 天后标本开始干燥,并逐渐变脆,这时捆扎不可太紧,以免损伤标本。干燥时要及时换纸,防止标本发霉。初压的标本水分多,通常每天要换纸 2～3 次,三天后可一天换一次纸,一周后可三天换一次纸,直至标本完全干燥。 5. 消毒 标本压干后,常常有害虫或虫卵,必须经过消毒,杀死虫卵、零点菌的孢子等,以免标本虫蛀、发霉。通常用的消毒剂有 1% 升汞酒精溶液,也可以用二氧化硫或其他药剂熏蒸消毒。这些都是剧毒药品,消毒时要注意安全。如用紫外光灯消毒较为安全有效。 6. 上台纸 台纸一般可用铜版纸和白板纸。贴标本方法多种多样,一种方法是用胶水将标本完全贴在台纸上,另一种方法将标本用道林纸条贴在台纸上,在台纸左上角贴一张记载该植物产地、采集日期、生境、特征、俗名的野外记录签,在右下角贴定名签,经仔细鉴定后,写出该植物的学名,这样就成为一件完整的腊叶标本。 7. 分类鉴定 分类鉴定就是完成药用植物标本的分科、分种的鉴定过程。确定药用植物的学名时,可使用各种植物分类工具进行。 8. 贮藏 制成的腊叶标本必须妥善保存,否则易被虫蛀或发霉等,造成损失。腊叶标本应存放在标本柜里。标本柜必须放在通风干燥的室内。	

五、实验注意事项

1. 必须完成常见 200 种以上药用植物的辨认。有条件时,可组织学生进行药用植物野外实习,了解本地区常见药用植物分布状况。

2. 学生在提交实验报告的同时,必须完成一份完整的药用植物腊叶标本的制作。并进行初步的分类命名,标注可能的植物学名。

3. 在野外进行药用植物标本采集时,必须注意药用植物资源的保护,采集标本时必须采大留小,采集后挖掘的土必须回填,不能进行灭绝性挖掘,要尽量减少采集对环境的破坏。

4. 药用植物标本在采集时,必须尽可能收集标本的信息进行记录。完整的记录信息对于实验室标本的鉴定分类具有重要意义。

5. 对药用植物标本进行干燥时,吸水纸的更换非常重要。及时更换吸水纸可以防止标本发霉,也可以保护标本的颜色不受破坏。

6. 野外采集药用植物标本,必须注意学生的人身安全。必要的防护措施和必要的药品是准备工作必须重视的。

实验5　植物分类

专业 _____ 班级 _____ 学号 _____ 姓名 _____

组号 _____ 实验合作者 _____ 实验时间 _____

一、实验目的

二、实验过程与结果分析

1. 写出下列各科的分类特征及代表植物

(1)毛茛科：

(2)蓼科：

(3)十字花科：

(4)蔷薇科：

(5)豆科：

(6)伞形科：

(7)唇形科：

(8)茄科：

(9)葫芦科：

(10)桔梗科：

(11)菊科：

2. 按要求填写下表

	特征	植物
百合科		
兰科		

3. 按要求填写下表

	双子叶植物纲	单子叶植物纲
根		
茎		
叶		
花		
花粉粒		
种胚		

4. 植物腊叶标本的制作

（1）描述植物腊叶标本的制作步骤。

（2）自己动手制作一份药用植物腊叶标本，可由同学集体进行评议打分。

三、实验小结与讨论(综合分析,得出结论,讨论成功与失败、问题与不足、意见与建议或改进措施等)

报告人 ＿＿＿＿＿＿＿＿

报告时间 ＿＿＿＿＿＿＿

四、教师评语及成绩

教师签名＿＿＿＿＿＿＿＿　　　年　　月　　日

第二部分
生 药 学

实验 **6**

根及根茎类生药的鉴定(一)
——大黄与黄连的鉴定

实验学时:2学时

一、实验目的

1. 熟练掌握大黄与黄连的性状及显微鉴别特征。
2. 熟悉大黄与黄连的理化鉴定。
3. 了解双子叶植物根和根茎类生药的组织构造及鉴别要点。

二、实验用品

仪器设备	材料	试剂	其他
刀片、手持放大镜、光学显微镜、临时制片用具、紫外分析仪、微量升华装置、酒精灯	大黄、黄连生药标本;大黄、黄连横切片;大黄、黄连粉末	水合氯醛试液、稀甘油、蒸馏水、稀碱液、95%乙醇、稀盐酸、30%硝酸等	擦镜纸、吸水纸、火柴、HB铅笔等

三、实验过程

实验内容	实验操作步骤	实验记录
(一)性状鉴定:观察大黄与黄连的生药标本	1.大黄 呈类圆柱形、圆锥形、卵圆形或不规则块状,长 3~17 cm,直径 3~10 cm。除尽外皮者表面呈黄棕色至红棕色,有的可见类白色网状纹理及星点(异型维管束)散在,残留的外皮棕褐色,多具绳孔及粗皱纹。质坚实,有的中心稍松软,断面淡红棕色或黄棕色,显颗粒性;根茎髓部宽广,有星点环列或散在;根木部发达,具放射状纹理,形成层环明显,无星点。气清	

续表

实验内容	实验操作步骤	实验记录
（一） 性状鉴定： 观察大黄 与黄连的 生药标本	香,味苦而微涩,嚼之黏牙,有砂粒感。 2. 黄连 （1）味连:多集聚成簇,常弯曲,形如鸡爪,单枝根茎长 3～6 cm,直径0.3～0.8 cm。表面灰黄色或黄褐色,粗糙,有不规则结节状隆起、须根及须根残基,有的节间表面平滑如茎秆,习称"过桥"。上部多残留褐色鳞叶,顶端常留有残余。的茎或叶柄。质硬,断面不整齐,皮部橙红色或暗棕色,木部鲜黄色或橙黄色,呈放射状排列,髓部有的中空。气微,味极苦。 （2）雅连:多为单枝,略呈圆柱形,微弯曲,长 4～8 cm,直径0.5～1 cm。"过桥"较长。顶端有少许残茎。 （3）云连:弯曲呈钩状,多为单枝,较细小。	
（二） 显微鉴定： 观察大黄 与黄连横 切面组织 构造	1. 大黄横切面 根木栓层及皮层大多已除去。韧皮部筛管群明显;薄壁组织发达。形成层成环。木质部射线较密,宽2～4列细胞,内含棕色物;导管非木化,常1至数个相聚,稀疏排列。薄壁细胞含草酸钙簇晶,并含多数淀粉粒。 根茎髓部宽广,其中常见黏液腔,内有红棕色物;异型维管束散在,形成层成环,木质部位于形成层外方,韧皮部位于形成层内方,射线呈星状射出。 2. 黄连横切面 （1）味连:木栓层为数列细胞。皮层较宽,石细胞单个或成群散在。中柱鞘纤维成束,或伴有少数石细胞,均显黄色。维管束外韧型,环列。束间形成层不明显。木质部黄色,均木化,木纤维较发达。髓部均为薄壁细胞,无石细胞。 （2）雅连:皮层、中柱鞘及髓部均有石细胞。 （3）云连:皮层、中柱鞘及髓部均无石细胞。	
（三） 显微鉴定： 观察大黄与 黄连粉末	1. 大黄粉末 黄棕色。①草酸钙簇晶众多,直径 20～160 μm,有的至190 μm。②具缘纹孔、网纹、螺纹及环纹导管非木化。③淀粉粒甚多,单粒类球形或多角形,直径 3～45 μm,脐点星状、点状或裂隙状;复粒由2～8分粒组成。	

续表

实验内容	实验操作步骤	实验记录
（三） 显微鉴定： 观察大黄与 黄连粉末	2. 味连粉末 　呈黄棕色或黄色。①石细胞淡黄色，方形或类多角形，直径30～50μm，壁木化或微木化，层纹和纹孔明显。②木纤维成束，壁不甚厚，微木化。③中柱鞘纤维成束，壁较厚。④导管为网纹或孔纹，短节状。⑤鳞叶组织碎片，细胞多呈长方形，壁弯曲。⑥淀粉粒多单粒，圆形或类圆形，层纹、脐点均不明显。	
（四） 理化鉴定	（1）微量升华：取大黄粉末少许，按微量升华法加热，取升华物，在显微镜下观察，可见棱状、针状、树枝状或羽毛状结晶，加氢氧化钠（钾）试液1滴，结晶溶解并显红色。 （2）取黄连药材新鲜断面，置紫外光灯下观察荧光现象。 （3）取黄连粉末少许于载玻片上，加95%乙醇1～2滴，再加稀盐酸或30%硝酸1滴，加盖玻片放置片刻，在显微镜下观察现象，然后加热并观察现象。	

四、实验注意事项

1. 光学显微镜的使用：光学显微镜是精密光学仪器，实验中应严格按照使用操作步骤进行操作。禁止粗暴野蛮的操作行为，以及好奇心驱使下的私自拆卸行为。光学显微镜机械部分的清洁，学生可以自己尝试操作。光学显微镜光学部分的清洁，必须由实验指导教师操作。

2. 光学显微镜的养护：正确操作，正确取放，用完还镜，玻片清洁，存放避光，贮存干燥，仔细清洁。

3. 水合氯醛透化装片：粉末取量要适中，加入的溶液量要适当，加量太少，加热时易焦片；太多，液体流动不易控制。加热透化要充分，透化后，要及时补充足量的稀甘油，然后加盖盖玻片。盖片时防止产生气泡，制好的玻片上、下面一定要清洁干净，否则对显微镜载物台或接物镜会造成损害。

4. 横切面组织特征的观察与描述：一般是由外向内依次进行。在观察与描述中，首先注意其各部分的位置、形态、有无其他组织分布等特征。其次应注意各种细胞及其内含物的颜色、形状、大小。

5. 在显微镜下观察粉末制片时，可见到多种组织碎片、细胞及内含物的特征。描述方法同上，在描述顺序上，一般可以按照"先多数后少数，先特殊后一般，先感观后测试"的原则进行。

6. 要严格遵守《实验室规则》。实验中要独立或协作完成实验内容，熟练掌握实验技能，培养自己独立解决问题的能力。

实验6　大黄与黄连的鉴定

专业 _____ 班级 _____ 学号 _____ 姓名 _____

组号 _____ 实验合作者 _____ 实验时间 _____

一、绘出大黄横切面组织构造简图

二、绘出黄连根茎横切面组织构造简图

三、绘出大黄粉末特征图

四、绘出黄连粉末特征图

五、记录大黄与黄连理化鉴定结果

六、实验小结与讨论（综合分析,得出结论,讨论成功与失败、问题与不足、意见与建议或改进措施等）

报告人 _____

报告时间 _____

七、教师评语及成绩

教师签名_____ 　　年　　月　　日

实验 7

根及根茎类生药的鉴定（二）

——甘草与人参的鉴定

实验学时：2 学时

一、实验目的

1. 熟练掌握甘草与人参的性状及显微鉴别特征。
2. 熟悉甘草与人参的理化鉴定。
3. 了解双子叶植物根和根茎类生药的组织构造及鉴别要点。

二、实验用品

仪器设备	材料	试剂	其他
刀片、手持放大镜、光学显微镜、临时制片用具、酒精灯	甘草、人参的生药标本；甘草、人参横切片；甘草、人参粉末	水合氯醛试液、稀甘油、蒸馏水、稀碱液、80%硫酸、三氯化锑三氯甲烷饱和溶液、乙醇	擦镜纸、吸水纸、火柴、HB 铅笔等

三、实验过程

实验内容	实验操作步骤	实验记录
（一）性状鉴定：观察甘草与人参的生药标本	1. 甘草 圆柱形，表面栓皮红棕色或灰棕色，具纵皱、沟纹、皮孔及细根痕；外皮常呈鳞片状剥落而露出黄色内皮。质坚实，折断时有粉尘飞出，断面略显纤维性，淡黄色，可见明显的形成层环和放射状纹理，有裂隙。气微，味甜而特异。 根茎表面具隆起的芽痕，断面中央有髓，类白色。	

53

续表

实验内容	实验操作步骤	实验记录
（一）性状鉴定：观察甘草与人参的生药标本	2. 人参（生晒参） 　　主根呈纺锤形或圆柱形,表面灰黄色,上部或全体有疏浅断续的粗横纹及明显的纵皱,下部有支根2~3条,并着生多数细长的须根（全须生晒参）,须根上常有不明显的细小疣状突起（珍珠点）。根茎（芦头）多拘挛而弯曲,具不定根和稀疏的凹窝状茎痕（芦碗）。质较硬,断面淡黄白色,显粉性,形成层环纹棕黄色,皮部有黄棕色的点状树脂道及放射状裂隙。香气特异,味微苦、甘。	
（二）显微鉴定：观察甘草与人参横切面组织构造	1. 甘草横切面 　　木栓层由多列木栓细胞组成。皮层较窄。韧皮部较宽广,射线宽而明显,多弯曲,常见裂隙;韧皮纤维多成束,周围薄壁细胞常含草酸钙方晶。束内形成层明显。木质部导管较多,孔茎较大,木纤维成束,周围薄壁细胞中亦含草酸钙方晶,形成晶纤维。根茎髓明显。薄壁组织多见草酸钙方晶和淀粉粒。 2. 人参横切面 　　木栓层为数列细胞。皮层窄。韧皮部外侧有裂隙,内侧薄壁细胞排列较紧密,有树脂道散在,内含黄色分泌物。形成层成环。木质部射线宽广,导管单个散在或数个相聚,断续排列成放状,导管旁偶有非木化的纤维。薄壁细胞含草酸钙簇晶。	
（三）显微鉴定：观察甘草与人参粉末	1. 甘草粉末 　　淡黄棕色。①纤维束及晶纤维易见,细长,壁厚,微木化。②具缘纹孔导管较大,多破碎,纹孔较密。③草酸钙方晶多呈略扁的类双锥形、长方形或类方形。④木栓细胞红棕色多角形,微栓化。⑤淀粉粒多。另有少量色素块。 2. 人参粉末 　　淡黄白色。①树脂道碎片易见,含黄色块状分泌物。②草酸钙簇晶直径 20~68 μm,棱角锐尖。③木栓细胞类方形或多角形,壁薄,细波状弯曲。④网纹及梯纹导管直径 10~56 μm。⑤淀粉粒甚多,单粒类球形、半圆形或不规则多角形,直径 4~20 μm,脐点点状或裂缝状;复粒由 2~6 分粒组成。	

续表

实验内容	实验操作步骤	实验记录
（四） 理化鉴定	1. 泡沫试验 　取人参粉末 1 g,加水 10 mL,用力振摇,观察产生的现象。 2. 甾萜类反应 　取人参粉末 0.5 g,加乙醇 5 mL,振摇,过滤。取滤液少量置蒸发皿中蒸干,滴加三氯化锑三氯甲烷饱和溶液,蒸干,观察现象。 3. 甘草甜素反应 　取甘草粉末少量,置白瓷板上,加 80% 硫酸溶液数滴,观察现象。	

四、实验注意事项

1. 光学显微镜的使用:光学显微镜是精密光学仪器,实验中应严格按照使用操作步骤进行操作。禁止粗暴野蛮的操作行为,以及好奇心驱使下的私自拆卸行为。光学显微镜机械部分的清洁,学生可以自己尝试操作。光学显微镜光学部分的清洁,必须由实验指导教师操作。

2. 光学显微镜的养护:正确操作,正确取放,用完还镜,玻片清洁,存放避光,贮存干燥,仔细清洁。

3. 水合氯醛透化装片:粉末取量要适中,加入的溶液量要适当,加量太少,加热时易焦片;太多,液体流动不易控制。加热透化要充分,透化后,要及时补充足量的稀甘油,然后加盖盖玻片。盖片时防止产生气泡,制好的玻片上、下面一定要清洁干净,否则对显微镜载物台或接物镜会造成损害。

4. 横切面组织特征的观察与描述:一般是由外向内依次进行。在观察与描述中,首先注意其各部分的位置、形态、有无其他组织分布等特征。其次应注意各种细胞及其内含物的颜色、形状、大小。

5. 在显微镜下观察粉末制片时,可见到多种组织碎片、细胞及内含物的特征。描述方法同上,在描述顺序上,一般可以按照"先多数后少数,先特殊后一般,先感观后测试"的原则进行。

6. 要严格遵守《实验室规则》。实验中要独立或协作完成实验内容,熟练掌握实验技能,培养自己独立解决问题的能力。

实验7　甘草与人参的鉴定

专业 _____ 班级 _____ 学号 _____ 姓名 _____

组号 _____ 实验合作者 _____ 实验时间 _____

一、绘出甘草横切面组织构造简图

二、绘出人参横切面组织构造简图

三、绘出甘草粉末特征图

四、绘出人参粉末特征图

五、记录甘草与人参理化鉴定结果

六、实验小结与讨论（综合分析，得出结论，讨论成功与失败、问题与不足、意见与建议或改进措施等）

报告人 _____

报告时间 _____

七、教师评语及成绩

教师签名 _____   年   月   日

实验 **8**

根及根茎类生药的鉴定（三）

——半夏、石菖蒲与川贝母的鉴定

实验学时:2 学时

一、实验目的

1.掌握半夏、石菖蒲与川贝母的性状鉴别特征。

2.熟悉半夏、石菖蒲与川贝母粉末鉴别特征。

3.了解双子叶植物根茎类生药与单子叶植物根茎类生药的不同点。

二、实验用品

仪器设备	材料	试剂	其他
单面刀片、手持放大镜、光学显微镜、临时制片用具、酒精灯	半夏、石菖蒲及川贝母生药标本；石菖蒲组织切片；半夏、川贝母粉末	水合氯醛试液、稀甘油、蒸馏水、稀碱液	火柴、擦镜纸、吸水纸、HB 铅笔等

三、实验过程

实验内容	实验操作步骤	实验记录
（一）性状鉴定：观察半夏、石菖蒲与川贝母的生药标本	1.半夏 呈类球形,有的稍偏斜,直径 1 ~ 1.5 cm。表面白色或浅黄色,顶端有凹陷的茎痕,周围密布麻点状根痕(习称"针眼");下面钝圆,较光滑。质坚实,断面洁白,富粉性。无臭,味辛辣、麻舌而刺喉。 2.石菖蒲 呈扁圆柱形,多弯曲,常有分枝,长 3 ~ 20 cm,直径 3 ~ 10 mm。表	

实验内容	实验操作步骤	实验记录
（一） 性状鉴定： 观察半夏、 石菖蒲与 川贝母的 生药标本	面棕褐色或灰褐色,粗细不一,有疏密不均的环节,节间长2~8 mm,具有纵纹,一面残留须根或圆点状根痕;叶痕呈三角形,左右交互排列,有的其上有毛鳞状的叶基残余。质硬,断面纤维状,类白色或微红色,可见内皮层环纹及棕色的油点。气芳香,味苦、微辛。 3.川贝母 （1）松贝:呈类圆锥形或近球形,高0.3~0.8 cm,直径0.3~0.9 cm。表面类白色。外层鳞叶2瓣,大小悬殊,大瓣紧抱小瓣,未抱部分呈新月形,习称"怀中抱月";顶部闭合,内有心芽和小鳞叶1~2枚;底部平,微凹入,中心有1灰褐色的鳞茎盘,偶有残存须根。质硬而脆,断面白色,富粉性。气微,味微苦。 （2）青贝:呈类扁球形,高0.4~1.4 cm,直径0.4~1.6 cm。外层鳞叶2瓣,大小相近,相对抱合,顶部开裂,内有心芽和小鳞叶2~3枚及细圆柱形的残茎。 （3）炉贝:呈长圆锥形,高0.7~2.5 cm,直径0.5~2.5 cm。表面类白色或浅棕黄色,有的具棕色斑点。外层鳞叶2瓣,大小相近,顶部开裂而略尖,基部稍尖或较钝。	
（二） 显微鉴定： 观察石菖 蒲横切面 组织构造	石菖蒲横切面:表皮细胞类方形,棕色,外壁增厚,有的含红棕色物质。内皮层明显。中柱维管束周木型及外韧型,维管束鞘纤维较少。维管束及维管束鞘纤维周围的薄壁细胞中含有草酸钙方晶,形成晶纤维。薄壁组织中含有类圆形油细胞,并含淀粉粒。	
（三） 显微鉴定： 观察半夏 与川贝母 粉末	1.半夏粉末 类白色。①淀粉粒甚多,单粒类圆形、半圆形或圆多角形,直径2~20 μm,脐点裂缝状、人字状或星状;复粒由2~6分粒组成。②草酸钙针晶束存在于椭圆形黏液细胞中,或随处散在,针晶长20~110 μm。③螺纹导管直径10~24 μm。 2.川贝母粉末 类白色。 （1）松贝、青贝:①淀粉粒甚多,广卵形、长圆形或不规则圆形,有的边缘不平整或略作分枝状,直径5~64 μm,脐点短缝状、点状、人字状或马蹄状,层纹隐约可见。②表皮细胞类长	

续表

实验内容	实验操作步骤	实验记录
（三） 显微鉴定： 观察半夏 与川贝母 粉末	方形,垂周壁微波状弯曲,偶见不定式气孔,圆形或扁圆形。③螺纹导管直径 5~26 μm。 （2）炉贝：①淀粉粒广卵形、贝壳形、肾形或椭圆形,直径约至 60 μm,脐点人字状、星状或点状,层纹明显。②螺纹及网纹导管直径可达 64 μm。	

四、实验注意事项

1. 光学显微镜的使用：光学显微镜是精密光学仪器,实验中应严格按照使用操作步骤进行操作。禁止粗暴野蛮的操作行为,以及好奇心驱使下的私自拆卸行为。光学显微镜机械部分的清洁,学生可以自己尝试操作。光学显微镜光学部分的清洁,必须由实验指导教师操作。

2. 光学显微镜的养护：正确操作,正确取放,用完还镜,玻片清洁,存放避光,贮存干燥,仔细清洁。

3. 水合氯醛透化装片：粉末取量要适中,加入的溶液量要适当,加量太少,加热时易焦片；太多,液体流动不易控制。加热透化要充分,透化后,要及时补充足量的稀甘油,然后加盖盖玻片。盖片时防止产生气泡,制好的玻片上、下面一定要清洁干净,否则对显微镜载物台或接物镜会造成损害。

4. 横切面组织特征的观察与描述：一般是由外向内依次进行。在观察与描述中,首先注意其各部分的位置、形态、有无其他组织分布等特征。其次应注意各种细胞及其内含物的颜色、形状、大小。

5. 在显微镜下观察粉末制片时,可见到多种组织碎片、细胞及内含物的特征。描述方法同上,在描述顺序上,一般可以按照"先多数后少数,先特殊后一般,先感观后测试"的原则进行。

6. 要严格遵守《实验室规则》。实验中要按时认真独立或协作完成实验内容,熟练掌握实验技能,培养自己独立解决问题的能力。

实验 8 半夏、石菖蒲与川贝母的鉴定

专业 _____ 班级 _____ 学号 _____ 姓名 _____

组号 _____ 实验合作者 _____ 实验时间 _____

一、绘出半夏粉末特征图

二、绘出石菖蒲横切面组织构造简图

三、绘出川贝母粉末特征图

四、描述半夏与伪品水半夏的性状区别

五、写出松贝、青贝与炉贝的性状区别

六、实验小结与讨论(综合分析,得出结论,讨论成功与失败、问题与不足、意见与建议或改进措施等)

报告人 _____

报告时间 _____

七、教师评语及成绩

教师签名_____   年   月   日

皮类生药的鉴定
——黄柏与肉桂的鉴定

❀❀❀❀❀❀❀❀❀❀❀❀❀❀❀❀❀❀❀❀❀❀❀❀❀❀❀❀❀❀❀❀❀❀❀

实验学时:2 学时

一、实验目的

1. 熟练掌握黄柏与肉桂的性状及显微鉴别特征。
2. 熟悉黄柏与肉桂的理化鉴别方法。
3. 了解双子叶植物皮类生药的组织构造及鉴别要点。

二、实验用品

仪器设备	材料	试剂	其他
光学显微镜、紫外分析仪、手持放大镜、临时制片用具、单面刀片、酒精灯、烧杯	黄柏、肉桂生药标本;黄柏、肉桂横切片;黄柏、肉桂粉末	水合氯醛试液、稀甘油、蒸馏水、乙醚、硫酸、冰醋酸	火柴、擦镜纸、吸水纸、HB 铅笔等

三、实验过程

实验内容	实验操作步骤	实验记录
（一） 性状鉴定: 观察黄柏、肉桂的生药标本	1. 黄柏 　呈板片状或浅槽状,长宽不一,厚 3 ~ 6 mm。外表面黄褐色或黄棕色,平坦或具纵沟纹,有的可见皮孔痕及残存的灰褐色粗皮。内表面暗黄色或淡棕色,具细密的纵棱纹。体轻,质硬,断面纤维性,呈裂片状分层,深黄色。气微,味甚苦,嚼之有黏性。	

续表

实验内容	实验操作步骤	实验记录
（一） 性状鉴定： 观察黄柏、 肉桂的 生药标本	2. 肉桂 槽状或卷筒状，长 30～40 cm，宽或直径 3～10 cm，厚 0.2～0.8 cm。外表面灰棕色，稍粗糙，有不规则的细皱纹及横向突起的皮孔，有的可见灰白色的斑纹；内表面红棕色，略平坦，有细纵纹，划之显油痕。质硬而脆，易折断，断面不平坦，外层棕色而较粗糙，内层红棕色而油润，两层间有 1 条黄棕色的线纹。气香浓烈，味甜、辣。	
（二） 显微鉴定： 观察黄柏 与肉桂横 切面组织 构造	1. 黄柏横切面 未除尽外皮者可见木栓层细胞数列，内含棕色物质。皮层较宽广，散有众多石细胞及纤维束。韧皮部占大部分，外侧有少数石细胞，韧皮纤维束众多，切向排列呈断续的层带（硬韧部）与韧皮薄壁细胞和筛管群（软韧部）交互排列，纤维束周围薄壁细胞含草酸钙方晶。射线宽 2～4 列细胞，稍弯曲；黏液细胞众多，薄壁细胞中含草酸钙方晶及淀粉粒。 2. 肉桂横切面 木栓细胞数列，最内层细胞外壁增厚，木化。皮层散有石细胞及油细胞。中柱鞘部位有石细胞群，断续排列成环，外侧伴有纤维束，石细胞通常外壁较薄。韧皮部射线宽 1～2 列细胞，含细小草酸钙针晶；纤维常 2～3 个成束；油细胞随处可见。薄壁细胞含淀粉粒。	
（三） 显微鉴定： 观察黄柏 与肉桂粉末	1. 黄柏粉末 绿黄色或黄色。①纤维鲜黄色，直径 16～38 μm，常成束，周围细胞含草酸钙方晶，形成晶纤维；含晶细胞壁木化增厚。②石细胞鲜黄色，类圆形或纺锤形，直径 35～128 μm，有的呈分枝状，枝端锐尖，壁厚，层纹明显。③草酸钙方晶直径约至 24 μm。 2. 肉桂粉末 红棕色。①纤维大多单个散在，长梭形，壁厚，木化，纹孔不明显。②石细胞类方形或类圆形，壁厚。③油细胞类圆形或长圆形，直径 45～108 μm。④草酸钙针晶细小，散在于射线细胞中。⑤木栓细胞多角形，含红棕色物质。	

续表

实验内容	实验操作步骤	实验记录
（四） 理化鉴定	1. 荧光检查 取黄柏新鲜断面，置紫外灯（365 nm）下观察，观察荧光现象。 2. 化学定性 取黄柏粉末 1 g，加乙醚 10 mL，振摇后，滤过，滤液挥干，残渣加冰醋酸 1 mL 使溶解，再加硫酸 1 滴，放置，观察溶液颜色变化。	

四、实验注意事项

1. 光学显微镜的使用：光学生物显微镜是精密光学仪器，实验中应严格按照使用操作步骤进行操作。禁止粗暴野蛮的操作行为，以及好奇心驱使下的私自拆卸行为。光学生物显微镜机械部分的清洁，学生可以自己尝试操作。光学生物显微镜光学部分的清洁，必须由实验指导教师操作。

2. 光学显微镜的养护：正确操作，正确取放，用完还镜，玻片清洁，存放避光，贮存干燥，仔细清洁。

3. 水合氯醛透化装片的制作：粉末取量要适中，加入的溶液量要适当，太少加热时易焦片；太多液体流动不易控制。加热透化要充分，透化后，要及时补充足量的稀甘油，然后加盖盖玻片。盖片时防止产生气泡，制好的玻片上、下面一定要清洁干净，否则对显微镜载物台或接物镜会造成损害。

4. 横切面组织特征的观察与描述：一般是由外向内依次进行。在观察与描述中，首先注意其各部分的位置、形态、有无其他组织分布等特征。其次应注意各种细胞及其内含物的颜色、形状、大小。

5. 在显微镜下观察粉末制片时，可见到多种组织碎片、细胞及内含物的特征。描述方法同上，在描述顺序上，一般可以按照"先多数后少数，先特殊后一般，先感观后测试"的原则进行。

6. 要严格遵守《实验室规则》。实验中要独立或协作完成实验内容，熟练掌握实验技能，培养自己解决问题的能力。

实验9 黄柏与肉桂的鉴定

专业 _____ 班级_____ 学号_____ 姓名_____
组号_____ 实验合作者_____ 实验时间_____

一、绘出黄柏横切面组织构造简图

二、绘出肉桂横切面组织构造简图

三、绘出黄柏粉末特征图

四、绘出肉桂粉末特征图

五、记录黄柏理化鉴定结果

六、实验小结与讨论（综合分析,得出结论,讨论成功与失败、问题与不足、意见与建议或改进措施等）

报告人 _____

报告时间 _____

七、教师评语及成绩

教师签名 _____　　　年　　月　　日

实验 **10**

叶类生药的鉴定
——番泻叶与大青叶的鉴定

实验学时:2 学时

一、实验目的

1. 掌握番泻叶与大青叶的性状鉴别特征。
2. 熟悉番泻叶与大青叶的显微鉴别特征和理化鉴别方法。
3. 了解叶类生药的组织构造及鉴别要点。

二、实验用品

仪器设备	材料	试剂	其他
光学显微镜、手持放大镜、临时制片用具、单面刀片、解剖针、酒精灯、烧杯	番泻叶、大青叶的生药标本;番泻叶、大青叶横切片;番泻叶、大青叶粉末	水合氯醛试液、稀甘油、蒸馏水	火柴、擦镜纸、吸水纸、HB 铅笔等

三、实验过程

实验内容	实验操作步骤	实验记录
（一）性状鉴定:观察番泻叶与大青叶的生药标本	1. 番泻叶 (1)狭叶番泻叶:呈长卵形或卵状披针形,长 1.5 ~ 5 cm,宽 0.4 ~ 2 cm,全缘,叶端急尖,叶基稍不对称。上表面黄绿色,下表面浅黄绿色,无毛或近无毛,叶脉稍隆起。革质。气微弱而特异,味微苦,稍有黏性。 (2)尖叶番泻叶:呈披针形或长卵形,略卷曲,叶端短尖或微凸,叶基不对称,两面均有细短毛茸。	

实验内容	实验操作步骤	实验记录
（一） 性状鉴定： 观察番泻 叶与大青叶 的生药标本	2.大青叶 多皱缩,破碎。完整的叶片长椭圆形至长圆状倒披针形,长4～16 cm,宽1～4 cm,先端钝尖或钝圆,基部渐狭下延成翼状叶柄;全缘或微波状,上下表面均灰绿色或棕绿色,无毛,羽状网脉,主脉在下表面突出。质脆。气微,味稍苦。	
（二） 显微鉴定： 观察番泻 叶与大青 叶横切面 组织构造	1.番泻叶横切面 两种叶横切面特征大致相似。表皮细胞类长方形,外被角质层,上下表皮均有气孔,单细胞非腺毛壁厚,多疣状突起。叶肉组织为等面型,上下均有1列栅栏细胞;上面栅栏组织通过主脉,细胞较长;下面栅栏组织不通过主脉,细胞较短。海绵组织细胞中含有草酸钙族晶。主脉维管束外韧型,上下两侧均有微木化的纤维束,外有含草酸钙棱晶的薄壁细胞,形成晶纤维。薄壁细胞中可见草酸钙簇晶。 2.大青叶横切面 上下表皮均为1列切向延长的细胞。叶肉分化不明显,栅栏细胞常为3列,呈长方形。主脉处表皮细胞内侧各有数列厚角细胞,维管束7～9个,中间1个较大,外韧型。主脉和叶肉薄壁组织散有含芥子酶的分泌细胞,类圆形,直径10～40 μm,内含棕黑色颗粒状物。	
（三） 显微鉴定： 观察番泻 叶与大青 叶粉末特征	1.番泻叶粉末 淡绿色或黄绿色。①晶纤维多,草酸钙方晶直径12～15 μm。②非腺毛单细胞,长100～350 μm,直径12～25 μm,壁厚,具壁疣。③草酸钙簇晶存在于叶肉薄壁细胞中,直径9～20 μm。④上下表皮细胞表面观呈多角形,垂周壁平直;上下表皮均有气孔,主为平轴式,副卫细胞大多为2个,也有3个。 2.大青叶粉末 深灰棕色。①表皮细胞表面观长多角形、类长方形或长条形垂周壁较平直或稍弯曲,呈连珠状增厚;下表皮气孔较多,不等式。②厚角细胞纵断面观长条形,角隅处壁厚达14 μm。③靛蓝结晶蓝色,存在于叶肉细胞中,有的表皮细胞中亦含,呈细小颗粒状或片状,常聚集成堆。④网纹及螺纹导管直径7～54 μm。	

续表

实验内容	实验操作步骤	实验记录
（四）理化鉴定	取狭叶番泻叶或尖叶番泻叶粉末25 mg,加水50 mL及盐酸2 mL,置水浴中加热15 min,放冷,加乙醚40 mL,振摇提取,分取醚层,通过无水硫酸钠层脱水,滤过,取滤液5 mL,蒸干,放冷,加氨试液5 mL,溶液显黄色或橙色,置水浴中加热2 min后,观察颜色变化。	

四、实验注意事项

1.光学显微镜的养护:正确操作,正确取放,用完还镜,玻片清洁,存放避光,贮存干燥,仔细清洁。

2.水合氯醛透化装片:粉末取量要适中,加入的溶液量要适当,加量太少,加热时易焦片;太多,液体流动不易控制。加热透化要充分,透化后,要及时补充足量的稀甘油,然后加盖盖玻片。盖片时防止产生气泡,制好的玻片上、下面一定要清洁干净,否则对显微镜载物台或接物镜会造成损害。

3.横切面组织特征的观察与描述:一般是由外向内依次进行。在观察与描述中,首先注意其各部分的位置、形态、有无其他组织分布等特征。其次应注意各种细胞及其内含物的颜色、形状、大小。

4.在显微镜下观察粉末制片时,可见到多种组织碎片、细胞及内含物的特征。描述方法同上,在描述顺序上,一般可以按照"先多数后少数,先特殊后一般,先感观后测试"的原则进行。

5.要严格遵守《实验室规则》。实验中要独立或协作完成实验内容,熟练掌握实验技能,培养自己独立解决问题的能力。

实验 10　番泻叶与大青叶的鉴定

专业 _____　班级 _____　学号 _____　姓名 _____

组号 _____　实验合作者 _____　实验时间 _____

一、绘出番泻叶横切面组织构造简图

二、绘出大青叶横切面组织构造简图

三、绘出番泻叶粉末特征图

四、绘出大青叶粉末特征图

五、记录番泻叶理化鉴定结果

六、实验小结与讨论（综合分析,得出结论,讨论成功与失败、问题与不足、意见与建议或改进措施等）

报告人 _____

报告时间 _____

七、教师评语及成绩

教师签名 _____　　　　年　　月　　日

实验 **11**

花类生药的鉴定

——丁香、金银花与红花的鉴定

实验学时:2 学时

一、实验目的

1. 掌握丁香、金银花与红花的性状鉴别特征。
2. 熟悉丁香、金银花与红花的显微鉴别特征。
3. 了解花类生药的鉴别要点。

二、实验用品

仪器设备	材料	试剂	其他
单面刀片、手持放大镜、培养皿、解剖针、光学显微镜、临时制片用具、酒精灯	丁香、金银花和红花生药标本;丁香花托中部横切面制片;金银花、红花粉末	水合氯醛试液、稀甘油、蒸馏水	火柴、擦镜纸、吸水纸、HB 铅笔等

三、实验过程

实验内容	实验操作步骤	实验记录
（一）性状鉴定:观察丁香、金银花和红花的生药标本	1. 丁香 花蕾略呈研棒状,长 1~2 cm。花冠圆球形,直径 3~5 mm,花瓣 4,复瓦状抱合,棕褐色或褐黄色,花瓣内为雄蕊和花柱,搓碎后可见众多黄色细粒状的花药。萼筒圆柱状,略扁,有的稍弯曲,长 0.7~1.4 cm,直径 3~6 mm,红棕色或棕褐色,上部有 4 枚三角状的萼片,十字状分开。质坚实,富油性。气芳香浓烈,味辛辣、有麻舌感。	

续表

实验内容	实验操作步骤	实验记录
（一） 性状鉴定：观察丁香、金银花和红花的生药标本	**2. 金银花** 呈棒状,上粗下细,略弯曲,长 2 ~ 3 cm,上部直径约 3 mm,下部直径约 1.5 mm。表面黄白色或绿白色(贮久色渐深),密被短柔毛。偶见叶状苞片。花萼绿色,先端 5 裂,裂片有毛,长约 2 mm。开放者花冠筒状,先端二唇形;雄蕊 5 个,附于筒壁,黄色;雌蕊 1 个,子房无毛。气清香,味淡、微苦。 **3. 红花** 不带子房的管状花,长 1 ~ 2 cm。表面红黄色或红色。花冠筒细长,先端 5 裂,裂片呈狭条形,长 5 ~ 8 mm。雄蕊 5,花药聚合成筒状,黄白色;柱头长圆柱形,顶端微分叉。质柔软。气微香,味微苦。	
（二） 显微鉴定：观察丁香横切面组织构造	丁香萼筒中部横切面:表皮细胞 1 列,有较厚角质层。皮层外侧散有 2 ~ 3 列径向延长的椭圆形油室,长 150 ~ 200 μm;其下有 20 ~ 50 个小型双韧维管束,断续排列成环,维管束外围有少数中柱鞘纤维,壁厚,木化。内侧为数列薄壁细胞组成的通气组织,有大型腔隙。中心轴柱薄壁组织间散有多数细小维管束,薄壁细胞含众多细小草酸钙簇晶。	
（三） 显微鉴定：观察金银花和红花粉末	**1. 金银花粉末** 灰黄色。①腺毛有两种,一种头部倒圆锥形,先端平坦,侧面观 10 ~ 33 细胞,排成 2 ~ 4 层,直径 48 ~ 108 μm,柄部 1 ~ 5 细胞,长 70 ~ 700μm;另一种头部类圆形或略扁圆形,4 ~ 20 细胞,直径 30 ~ 64 μm;柄 2 ~ 4 细胞,长 24 ~ 80 μm。②厚壁非腺毛单细胞,长 45 ~ 90 μm,直径 14 ~ 37 μm,壁厚 5 ~ 10 μm,表面有微细疣状或泡状突起,有的具角质螺纹。③薄壁非腺毛单细胞,甚长,弯曲或皱缩,表面有微细疣状突起。④草酸钙簇晶直径 6 ~ 45 μm。⑤花粉粒类圆形或三角形,3 孔沟;表面具细密短刺及细颗粒状雕纹。 **2. 红花粉末** 橙黄色。花冠、花丝、柱头碎片多见。①长管道状分泌细胞,常位于导管旁,直径约 66 μm,含黄棕色至红棕色分泌物。②花冠裂片顶端表皮细胞外壁突起呈短绒毛状。③柱头及花柱上部表皮细胞分化成圆锥形单细胞毛,先端尖或稍钝。④花粉粒类圆形、椭圆形或橄榄形,直径约至 60 μm,具 3 个萌发孔,外壁有齿状突起。⑤草酸钙方晶存在于薄壁细胞中,直径 2 ~ 6 μm。	

四、实验注意事项

1. 光学显微镜的使用:光学显微镜是精密光学仪器,实验中应严格按照使用操作步骤进行操作。禁止粗暴野蛮的操作行为,以及好奇心驱使下的私自拆卸行为。光学显微镜机械部分的清洁,学生可以自己尝试操作。光学显微镜光学部分的清洁,必须由实验指导教师操作。

2. 光学显微镜的养护:正确操作,正确取放,用完还镜,玻片清洁,存放避光,贮存干燥,仔细清洁。

3. 水合氯醛透化装片:粉末取量要适中,加入的溶液量要适当,加量太少,加热时易焦片;太多,液体流动不易控制。加热透化要充分,透化后,要及时补充足量的稀甘油,然后加盖盖玻片。盖片时防止产生气泡,制好的玻片上、下面一定要清洁干净,否则对显微镜载物台或接物镜会造成损害。

4. 横切面组织特征的观察与描述:一般是由外向内依次进行。在观察与描述中,首先注意其各部分的位置、形态、有无其他组织分布等特征。其次应注意各种细胞及其内含物的颜色、形状、大小。

5. 在显微镜下观察粉末制片时,可见到多种组织碎片、细胞及内含物的特征。描述方法同上,在描述顺序上,一般可以按照"先多数后少数,先特殊后一般,先感观后测试"的原则进行。

6. 要严格遵守《实验室规则》。实验中要独立或协作完成实验内容,熟练掌握实验技能,培养自己独立解决问题的能力。

实验11 丁香、金银花与红花的鉴定

专业 _____ 班级 _____ 学号 _____ 姓名 _____

组号 _____ 实验合作者 _____ 实验时间 _____

一、绘出丁香横切面组织构造简图

二、绘出金银花粉末特征图

三、绘出红花粉末特征图

四、比较红花与西红花的性状区别

五、实验小结与讨论(综合分析,得出结论,讨论成功与失败、问题与不足、意见与建议或改进措施等)

报告人 _____

报告时间 _____

六、教师评语及成绩

教师签名 _____　　　　年　　月　　日

实验 **12**

果实及种子类生药的鉴定
——小茴香与马钱子的鉴定

实验学时:2 学时

一、实验目的

1. 熟练掌握小茴香与马钱子的性状鉴别特征。
2. 熟悉小茴香与马钱子的显微鉴别特征及理化鉴别方法。
3. 了解果实与种子类生药的组织构造特征及鉴别要点。

二、实验用品

仪器设备	材料	试剂	其他
光学显微镜、手持放大镜、临时制片用具、单面刀片、酒精灯、烧杯、试管	小茴香、马钱子生药标本；小茴香、马钱子横切片；小茴香、马钱子粉末	水合氯醛试液、稀甘油、蒸馏水、硫矾酸、浓硝酸、斯氏液、2,4-二硝基苯肼试液	火柴、擦镜纸、吸水纸、HB 铅笔等

三、实验过程

实验内容	实验操作步骤	实验记录
（一）性状鉴定:观察小茴香与马钱子的生药标本	1. 小茴香 双悬果圆柱形,有的稍弯曲,长 4～8 mm,直径 1.5～2.5 mm。表面黄绿色或淡黄色,两端略尖,顶端残留有黄棕色突起的柱基,基部有细小的果梗。表面黄绿色或淡黄色,两端略尖,顶端残留有黄棕色突起的柱基,基部有细小的果梗。横切面略呈五边形。有特异香气,味微甜、辛。	

实验内容	实验操作步骤	实验记录
（一） 性状鉴定： 观察小茴香与马钱子的生药标本	2. 马钱子 呈纽扣状圆板形,常一面隆起,一面稍凹下,直径 1.5 ~ 3 cm,厚 0.3 ~ 0.6 cm。边缘稍隆起,较厚,有突起的珠孔,底面中心有突起的圆点状种脐,珠孔与种脐间隐约可见一条隆起线。表面密被灰棕或灰绿色绢状茸毛,自中间向四周呈辐射状排列,有丝样光泽。质坚硬,难破碎。无臭,味极苦。	
（二） 显微鉴定： 观察小茴香与马钱子横切面构造特征	1. 小茴香(分果)横切面 外果皮为 1 列扁平细胞,外被角质层。中果皮纵棱处有维管束,韧皮部位于木质部两侧,其周围有多数木化网纹细胞;背面纵棱间各有大的椭圆形棕色油管 1 个,接合面有油管 2 个,共 6 个。内果皮为 1 列扁平薄壁细胞,细胞长短不一。种皮为一列颓废细胞,含棕色物质。合生面的内果皮与种皮之间有种脊维管束。胚乳细胞多角形,含多数糊粉粒和少数脂肪油,糊粉粒中含有细小草酸钙簇晶。 2. 马钱子横切面 种皮表皮细胞分化成单细胞毛,向一方斜伸;基部膨大,石细胞状,壁极厚,强木化,有纵长扭曲的纹孔;毛的体部约可见 10 条肋状木化增厚。种皮内层为颓废的棕色薄壁细胞。内胚乳细胞壁厚约 25 μm,隐约可见胞间连丝,细胞中含脂肪油滴和糊粉粒。	
（三） 显微鉴定： 观察小茴香与马钱子粉末特征	1. 小茴香粉末 黄棕色。①外果皮表皮细胞表面观多角形或类方形,壁稍厚。气孔不定式,副卫细胞 4 个。②网纹细胞类长方形或类长圆形,壁稍厚,微木化,有卵圆形或矩圆形网状纹孔。③油管壁碎片黄棕色或深红棕色,完整者宽至 250 μm,可见多角形分泌细胞痕。④内果皮镶嵌层细胞表面观狭长,壁菲薄,常数个细胞为一组,以其长轴相互作不规则方向嵌列。此外,有内胚乳细胞、草酸钙簇晶、木薄壁细胞等。 2. 马钱子粉末 红棕色。①纤维大多单个散在,长棱形,壁厚,木化,纹孔不明显。②石细胞类方形或类圆形,壁厚。③油细胞类圆形或长圆形,直径 45 ~ 108 μm。④草酸钙针晶细小,散在于射线细胞中。木栓细胞多角形,含红棕色物质。	

续表

实验内容	实验操作步骤	实验记录
（四） 理化鉴定	（1）取小茴香乙醚冷浸液,加 2,4-二硝基苯肼盐酸试液,观察颜色变化。 （2）取马钱子胚乳部分作切片,加 1% 钒酸铵的硫酸溶液 1滴,观察现象。 另取胚乳切片,加发烟硝酸 1 滴,观察现象。	

四、实验注意事项

1.光学显微镜的使用:光学显微镜是精密光学仪器,实验中应严格按照使用操作步骤进行操作。禁止粗暴野蛮的操作行为,以及好奇心驱使下的私自拆卸行为。光学显微镜机械部分的清洁,学生可以自己尝试操作。光学显微镜光学部分的清洁,必须由实验指导教师操作。

2.光学显微镜的养护:正确操作,正确取放,用完还镜,玻片清洁,存放避光,贮存干燥,仔细清洁。

3.水合氯醛透化装片:粉末取量要适中,加入的溶液量要适当,加量太少,加热时易焦片;太多,液体流动不易控制。加热透化要充分,透化后,要及时补充足量的稀甘油,然后加盖盖玻片。盖片时防止产生气泡,制好的玻片上、下面一定要清洁干净,否则对显微镜载物台或接物镜会造成损害。

4.横切面组织特征的观察与描述:一般是由外向内依次进行。在观察与描述中,首先注意其各部分的位置、形态、有无其他组织分布等特征。其次应注意各种细胞及其内含物的颜色、形状、大小。

5.在显微镜下观察粉末制片时,可见到多种组织碎片、细胞及内含物的特征。描述方法同上,在描述顺序上,一般可以按照"先多数后少数,先特殊后一般,先感观后测试"的原则进行。

6.要严格遵守《实验室规则》。实验中要独立或协作完成实验内容,熟练掌握实验技能,培养自己独立解决问题的能力。

实验 12　小茴香与马钱子的鉴定

专业 _____ 班级 _____ 学号 _____ 姓名 _____
组号 _____ 实验合作者 _____ 实验时间 _____

一、绘出小茴香横切面组织构造简图

二、绘出马钱子横切面组织构造简图

三、绘出小茴香粉末特征图

四、绘出马钱子粉末特征图

五、记录小茴香与马钱子理化鉴定结果

六、实验小结与讨论(综合分析,得出结论,讨论成功与失败、问题与不足、意见与建议或改进措施等)

报告人 _____

报告时间 _____

七、教师评语及成绩

教师签名 _____   年   月   日

实验 **13**

全草类生药的鉴定

——麻黄与薄荷的鉴定

实验学时:2 学时

一、实验目的

1. 熟练掌握麻黄与薄荷的性状及显微鉴别特征。
2. 熟悉麻黄与薄荷的理化鉴别方法。
3. 了解全草类生药的组织构造及鉴别要点。

二、实验用品

仪器设备	材料	试剂	其他
光学显微镜、手持放大镜、解剖针、临时制片用具、微量升华装置、单面刀片、酒精灯、烧杯	麻黄、薄荷生药标本;麻黄、薄荷横切片;麻黄、薄荷粉末	水合氯醛试液、稀甘油、蒸馏水、香草醛结晶、硫酸、碘化铋钾、碘化汞钾	火柴、擦镜纸、吸水纸、HB 铅笔等

三、实验过程

实验内容	实验操作步骤	实验记录
(一) 性状鉴定:观察麻黄与薄荷的生药标本	1. 麻黄 (1)草麻黄:茎细长圆柱形,少分枝,直径 1 ~ 2 mm。表面淡绿色或黄绿色,有细纵脊线,触之有粗糙感。节明显,节上有膜质鳞叶,长 3 ~ 4 mm,裂片2(稀3),锐三角形,先端反曲,灰白色,基部联合成筒状,红棕色。体轻质脆。断面略呈纤维性,外圈黄绿色,中央暗红色。气微香,味涩微苦。	

83

续表

实验内容	实验操作步骤	实验记录
（一） 性状鉴定： 观察麻黄与 薄荷的生 药标本	（2）中麻黄：分枝多，直径1.5~3 mm。节间长2~6 cm,膜质鳞叶长2~3 mm,裂片3(稀2),锐三角形,不反曲。 （3）木贼麻黄：分枝较多,直径1~1.5 mm,无粗糙感。节间长1.5~3 cm,膜质鳞叶长1~2 mm,裂片2(稀3),钝三角形,多不反曲。 2.薄荷 茎呈四棱形,有对生分枝,长15~40 cm,直径0.2~0.4 cm。表面紫棕色或淡绿色,棱角处具绒毛。节间长2~5 cm,质脆,断面白色,髓部中空。 叶对生茎上,有短柄,叶片皱缩卷曲,展开后呈宽披针形或卵形,上表面深绿色,下表面灰绿色,稀被茸毛,有凹点状腺鳞。 轮伞花序腋生,花萼钟状,先端5齿裂,花冠淡紫色。有特异清凉香气,味辛凉。	
（二） 显微鉴定： 观察麻黄与 薄荷横切面 组织构造	1.麻黄横切面 （1）草麻黄：表皮具波状脊线,外被厚角质层,气孔下陷。皮层较宽广,有纤维束散在;中柱鞘纤维束新月形。维管束外韧型,8~10个,偶有环髓纤维。髓部大而明显,有时可见棕色块。草酸钙砂晶或方晶分布广。 （2）中麻黄：维管束12~15个。形成层环类三角形。环髓纤维成束或单个散在。 （3）木贼麻黄：维管束8~10个。形成层环类圆形。无环髓纤维。 2.薄荷茎横切面 呈四方形。表皮细胞一列,长方形,外被角质层,有腺鳞、腺毛和非腺毛;皮层为数列薄壁细胞,排列疏松,四棱处有厚角组织,内皮层明显;韧皮部细胞较小,呈狭环状;形成层成环;木质部于四棱角处发达,导管圆形,射线宽狭不一;髓薄壁细胞大,中心常有空洞。薄壁细胞中常含绿色油滴,可见簇针状橙皮苷结晶。	

实验内容	实验操作步骤	实验记录
（三） 显微鉴定： 观察麻黄、 薄荷粉末	1. 麻黄粉末 　淡棕色。①表皮细胞表面观呈类长方形，外壁布满草酸钙砂晶；角质层厚约 18 μm。②气孔特异，长圆形，侧面观保卫细胞似电话筒状，两端特厚。③皮层纤维细长，直径10～24 μm，壁极厚，有的木化，壁上布满砂晶，形成嵌晶纤维。④螺纹、具缘纹孔导管直径 10～15 μm，导管分子端壁斜面相接，接触面具麻黄式穿孔板。此外，有木纤维，薄壁细胞含细小簇晶、色素块、石细胞等。 2. 薄荷粉末 　黄绿色。①表皮细胞壁薄，呈波状；下表皮有众多直轴式气孔。②腺鳞的腺头呈扁圆球形，由 8 个分泌细胞排列成辐射状，柄单细胞，极短。③腺毛头及柄均为单细胞。④非腺毛由 2～8 个细胞组成，常弯曲，壁厚，表面具疣状突起。⑤橙皮苷结晶存在于薄壁细胞中，呈针簇状。	
（四） 理化鉴定	1. 微量升华 　取麻黄粉末少量，用微量升华器加热升华，在显微镜下观察升华产物。 2. 化学定性 　麻黄的酸水浸出液：①加碘化铋钾试液，观察产生现象。②加碘化汞钾试液观察产生的现象。 3. 微量升华及化学定性 　取薄荷粉末少量，经微量升华得油状物，略放置，镜检，渐见针簇状结晶析出。加硫酸 2 滴及香草醛结晶少量，初显黄色至橙色，再加水 1 滴，观察颜色变化。	

四、实验注意事项

1. 光学显微镜的使用：光学显微镜是精密光学仪器，实验中应严格按照使用操作步骤进行操作。禁止粗暴野蛮的操作行为，以及好奇心驱使下的私自拆卸行为。光学显微镜机械部分的清洁，学生可以自己尝试操作。光学显微镜光学部分的清洁，必须由实验指导教师操作。

2. 光学显微镜的养护：正确操作，正确取放，用完还镜，玻片清洁，存放避光，贮存干燥，仔细清洁。

3. 水合氯醛透化装片：粉末取量要适中，加入溶液量要适当，加量太少，加热时易焦片；太多,液体流动不易控制。加热透化要充分,透化后,要及时补充足量的稀甘油,然后加盖盖玻片。盖片时防止产生气泡,制好的玻片上、下面一定要清洁干净,否则对显微镜载物台或接物镜会造成损害。

4. 横切面组织特征的观察与描述:一般是由外向内依次进行。在观察与描述中,首先注意其各部分的位置、形态、有无其他组织分布等特征。其次应注意各种细胞及其内含物的颜色、形状、大小。

5. 粉末制片在显微镜下观察时,可见到多种组织碎片、细胞及内含物的特征。描述方法同上,在描述顺序上,一般可以按照"先多数后少数,先特殊后一般,先感观后测试"的原则进行。

6. 要严格遵守《实验室规则》。实验中要独立或协作完成实验内容,熟练掌握实验技能,培养自己独立解决问题的能力。

实验 13 麻黄与薄荷的鉴定

专业 _____ 班级 _____ 学号 _____ 姓名 _____

组号 _____ 实验合作者 _____ 实验时间 _____

一、绘出麻黄横切面组织构造简图

二、绘出薄荷横切面组织构造简图

三、绘出麻黄粉末特征图

四、绘出薄荷粉末特征图

五、写出麻黄与薄荷的理化鉴定结果

六、实验小结与讨论（综合分析,得出结论,讨论成功与失败、问题与不足、意见与建议或改进措施等）

报告人 _____

报告时间 _____

七、教师评语及成绩

教师签名 _____　　　　年　　月　　日

实验 **14**

藻菌类生药的鉴定

——茯苓与猪苓的鉴定

实验学时:2 学时

一、实验目的

1. 熟练掌握茯苓与猪苓的性状及显微鉴别特征。

2. 熟悉茯苓与猪苓的理化鉴别方法。

3. 了解藻菌类生药的组织构造及鉴别要点。

二、实验用品

仪器设备	材料	试剂	其他
光学显微镜、手持放大镜、解剖针、临时制片用具、单面刀片、酒精灯、烧杯	茯苓、猪苓生药标本;茯苓、猪苓粉末	蒸馏水、5% 氢氧化钾试液、碘化铋钾试液	火柴、擦镜纸、吸水纸、HB 铅笔等

三、实验过程

实验内容	实验操作步骤	实验记录
（一） 性状鉴定:观察茯苓与猪苓的生药标本	1. 茯苓 　呈类球形、椭圆形、扁球形或不规则团块,大小不一,外皮薄而粗糙,棕褐色至黑褐色,有明显皱纹。体重,质坚实,断面颗粒性,有的具裂隙,外层淡棕色,内部白色,少数淡红色,有的中间抱有松根。气微,味淡,嚼之黏牙。 2. 猪苓 　呈条形、类圆形或扁块状,有的有分枝,长 5～25 cm,直径	

89

续表

实验内容	实验操作步骤	实验记录
（一） 性状鉴定： 观察茯苓与猪苓的生药标本	2～6 cm。表面黑色、灰黑色或棕黑色，皱缩或有瘤状突起。体轻，质硬，断面类白色或黄白色，略呈颗粒状。气微，味淡。	
（二） 显微鉴定： 观察茯苓与猪苓粉末特征	1.茯苓粉末 灰白色。 （1）蒸馏水装片观察：可见由菌丝、担子柄和担孢子交织而成的不规则颗粒状团块及分枝状团块。 （2）5% 氢氧化钾溶液装片观察：可见菌丝细长，稍弯曲，有分枝，大多无色，稀为淡棕色，横隔偶见，直径 3～8 μm。担孢子类圆形，大小不一，一般着生于担子柄的顶端，直径 10～24 μm。另外，尚分布有棕色黏液团块。 2.猪苓粉末 灰黄白色。 （1）蒸馏水装片观察：菌丝散在或与多糖黏结成菌丝团块。 （2）5% 氢氧化钾溶液装片观察：团块部分溶化，菌丝细长、弯曲、有分枝。外层菌丝棕色，内层菌丝无色，有的可见横隔，有分枝或呈结节状膨大。菌丝间有众多草酸钙方晶，大多呈正方八面体形、规则的双锥八面体形或不规则多面体，直径 3～60 μm，长至 68 μm，有时数个结晶集合。	
（三） 理化鉴定	（1）取茯苓粉末 1 g，加入碘化铋钾试液，观察颜色变化。 （2）取猪苓粉末 1 g，加入碘化铋钾试液，观察颜色变化。	

四、实验注意事项

1.光学显微镜的使用：光学显微镜是精密光学仪器，实验中应严格按照使用操作步骤进行操作。禁止粗暴野蛮的操作行为，以及好奇心驱使下的私自拆卸行为。光学显微镜机械部分的清洁，学生可以自己尝试操作。光学显微镜光学部分的清洁，必须由实验指导教师操作。

2.光学显微镜的养护：正确操作，正确取放，用完还镜，玻片清洁，存放避光，贮存干燥，仔细清洁。

3.在显微镜下观察粉末制片时，可见到多种组织碎片、细胞及内含物的特征。描述方法同上，在描述顺序上，一般可以按照"先多数后少数，先特殊后一般，先感观后测试"的原则进行。

4.要严格遵守《实验室规则》。实验中要独立或协作完成实验内容，熟练掌握实验技能，培养自己独立解决问题的能力。

实验14　茯苓与猪苓的鉴定

专业 _____ 班级_____ 学号_____ 姓名_____

组号_____ 实验合作者_____ 实验时间_____

一、绘出茯苓粉末特征图

二、绘出猪苓粉末特征图

三、记录茯苓与猪苓的理化鉴定结果

四、实验小结与讨论(综合分析,得出结论,讨论成功与失败、问题与不足、意见与建议或改进措施等)

报告人 _____

报告时间 _____

五、教师评语及成绩

教师签名_____   年   月   日

实验 **15**
常用生药性状鉴别实训

实验学时:2 学时

一、实训目的

通过本实训项目训练,掌握常用药材的鉴别要点和识别技能。

二、实验用品

仪器设备	药材		
手持放大镜、解剖针、单面刀片、烧杯等	类别	品种名称	
	根及根茎类药材	细辛、狗脊、绵马贯众(绵马贯众炭)、大黄、何首乌(制何首乌)、牛膝(川牛膝)、太子参、制川乌、附子、白芍(赤芍)、黄连、防己、延胡索、板蓝根、甘草(炙甘草)、黄芪(炙黄芪)、人参(红参、西洋参)、三七、白芷、当归、川芎、防风、柴胡、龙胆、紫草、丹参、黄芩、玄参、地黄(熟地黄)、巴戟天、桔梗、党参、木香、白术、苍术、泽泻、半夏(法半夏、姜半夏)、石菖蒲、川贝母、郁金、天麻、苦参、浙贝母、麦冬、山药、地榆、商陆	
	茎木、皮类药材	苏木、钩藤、川木通、大血藤、鸡血藤、牡丹皮、厚朴、肉桂、杜仲、黄柏、秦皮、香加皮、桑白皮	
	叶、花类药材	大青叶、番泻叶、枇杷叶、罗布麻叶、辛夷、丁香、金银花、红花、菊花、蒲黄、艾叶、槐花	
	果实、种子类药材	五味子、木瓜、山楂、苦杏仁、决明子、补骨脂、枳壳、吴茱萸、小茴香、连翘、枸杞子、栀子、槟榔、砂仁、豆蔻、金樱子、白果、薏苡仁	
	全草类药材	麻黄、金钱草、广藿香、荆芥、薄荷、穿心莲、石斛、茵陈	

续表

仪器设备	药材	
	类别	品种名称
	藻、菌及其他类药材	茯苓(茯苓皮)、猪苓、灵芝、乳香、没药、血竭、儿茶、五倍子、海金沙、冰片、昆布、冬虫夏草
	动物类药材	石决明、珍珠、全蝎、蛤蚧、金钱白花蛇、蕲蛇、乌梢蛇、鹿茸(鹿角)、羚羊角、水蛭
	矿物类药材	滑石、石膏(煅石膏)、芒硝、玄明粉、朱砂、硫黄

三、实验过程

实验内容	实验操作步骤	实验记录
利用自己所掌握的药材鉴别知识对常用药材进行观察识别,强化其药材识别技能	(1)教师提前做好学生实训地点的联系工作,可以是中药材标本室、药材经营单位、药材仓库或专门药材市场。制订切实可行的药材识别实训方案,确定所需药材品种,并提前向学生提供重点训练的药材品种清单。 (2)学生根据实训要求,对常用药材进行识别技能强化训练。 (3)对下列易混药材进行强化训练,提高识别能力。 ①牛膝与川牛膝。 ②木香与川木香。 ③苍术与白术。 ④木通与川木通。 ⑤香加皮与五加皮。 ⑥川黄柏与关黄柏。 ⑦鸡血藤与大血藤。 ⑧五味子与南五味子。 ⑨苦杏仁与桃仁。 ⑩硫黄与雄黄。	

四、实验注意事项

1.严格遵守纪律,听从实训教师安排,保持实训环境安静,实训过程有序。

2.观察标本时,要按照药材性状鉴定的一般顺序,仔细观察辨识,并做好记录,尤其要对每种药材的性状鉴别要点,要详细记录。

3.拿取药材标本要做到轻拿轻放,防止损坏标本。对细贵药材严禁移出包装,更不能损坏包装;对毒性药材观察时,切勿口尝。

4.要严格遵守《实验室规则》。认真完成实训内容,熟练掌握实训技能,培养自己独立分析问题和解决问题的能力。

实验 15　常用生药性状鉴别实训

专业 _____ 班级_____ 学号_____ 姓名_____

组号_____ 实验合作者_____ 实验时间_____

一、归纳实训药材性状鉴别的要点

二、比较易混药材的区别点

三、**实训小结与讨论**(综合分析,得出结论,讨论成功与失败、问题与不足、意见与建议或改进措施等)

报告人 ＿＿＿＿＿＿＿＿＿

报告时间 ＿＿＿＿＿＿＿＿

四、**教师评语及成绩**

教师签名＿＿＿＿＿＿＿　　　年　　月　　日

实验 *16*
中药显微鉴别实训

实验学时:2 学时

一、实训目的

通过本实训项目的训练,学生要熟练掌握常用中药材的显微鉴别要点和操作技能。

二、实验用品

仪器设备	药品	试剂	其他
光学显微镜、临时制片用具(载玻片、盖玻片、镊子、解剖针、白瓷板等)、酒精灯	大黄、牡丹皮、五味子、黄连(味连)、厚朴、补骨脂、甘草、肉桂、小茴香、人参、黄柏、槟榔、当归、大青叶、麻黄、黄芩、番泻叶、薄荷、白术、丁香、穿心莲、半夏、洋金花、猪苓、浙贝母、金银花、珍珠、天花粉、红花、石膏	水合氯醛试液、稀甘油、蒸馏水	火柴、擦镜纸、吸水纸、HB铅笔等

三、实验过程

实验内容	实验操作步骤	实验记录
利用自己所掌握的药材显微鉴别知识对常用药材进行粉末鉴别,观察粉末特征,判断结果。强化中药材显微鉴别技能	(1)教师提前做好学生实训准备工作,从上述30味常用中药中随机抽取2味,分别制成中药粉末后,等量混合在一起,可制作混合粉末5~10份备用。 (2)根据实训要求,学生可随机抽取其中一份,对此混合粉末进行显微鉴别。 (3)实训时,要求学生按规定操作进行显微制片,镜下观察,绘出主要的粉末特征图,时间规定为 30 min 左右。	

四、实验注意事项

1. 光学显微镜的使用:光学显微镜是精密光学仪器,实验中应严格按照使用操作步骤进行操作。禁止粗暴野蛮的操作行为,以及好奇心驱使下的私自拆卸行为。光学显微镜机械部分的清洁,学生可以自己尝试操作。光学显微镜光学部分的清洁,必须由实验指导教师操作。

2. 光学显微镜的养护:正确操作,正确取放,用完还镜,玻片清洁,存放避光,贮存干燥,仔细清洁。

3. 水合氯醛透化装片:粉末取量要适中,加入的溶液量要适当,加量太少,加热时易焦片;太多,液体流动不易控制。加热透化要充分,透化后,要及时补充足量的稀甘油,然后加盖盖玻片。盖片时防止产生气泡,制好的玻片上、下面一定要清洁干净,否则对显微镜载物台或接物镜会造成损害。

4. 横切面组织特征的观察与描述:一般是由外向内依次进行。在观察与描述中,首先注意其各部分的位置、形态、有无其他组织分布等特征。其次应注意各种细胞及其内含物的颜色、形状、大小。

5. 在显微镜下观察粉末制片时,可见到多种组织碎片、细胞及内含物的特征。描述方法同上,在描述顺序上,一般可以按照“先多数后少数,先特殊后一般,先感观后测试”的原则进行。

6. 要严格遵守《实验室规则》。实验中要独立或协作完成实验内容,熟练掌握实验技能,培养自己独立解决问题的能力。

实验16　中药显微鉴别实训

专业 _____ 班级 _____ 学号 _____ 姓名 _____

组号 _____ 实验合作者 _____ 实验时间 _____

一、绘出混合粉末中两种生药的主要粉末特征图

二、得出两种生药粉末的鉴定结果,并写出理由

三、实训小结与讨论(综合分析,得出结论,讨论成功与失败、问题与不足、意见与建议或改进措施等)

报告人 ＿＿＿＿＿＿＿＿＿＿

报告时间 ＿＿＿＿＿＿＿＿＿＿

四、教师评语及成绩

教师签名＿＿＿＿＿＿＿＿＿＿　　　年　　月　　日

《生药学》实践技能考核

考核项目一　药材识别技能考核

本项考核重点测试学生对常用生药的快速识别能力,要求每种药材的识别及名称书写在15 秒内完成。

一、考前准备

1. 从生药实训所要求的常用药材中抽取 50 种易混或难以鉴别且特征明显的药材,作为识别技能考核品种,并编上序号。

2. 将序号写在答卷上。

3. 将已编上序号的药材摆放在实验桌面上,两种药材的间距应≥1.5 m。

4. 监考教师中有 1 人专职负责计时和吹哨。

5. 考核时,可根据班级人数和实验室条件分组进行。

二、考核实施

1. 开考前,将试卷发放给学生并集中说明考试注意事项。

2. 学生依次站在指定序号药材位置。

3. 考试以哨声为令,哨声一响,正式开考。此后每次哨声一响,必须统一右移到下一个品种。

4. 考试结束后,立即上交答卷。

三、成绩评定

以答卷为依据计算成绩,每品种 1 分,满分 50 分。

考核项目二　药材粉末临时装片与显微镜操作技能考核

本项考核重点测试学生的粉末临时标本片制作技能、显微镜使用操作技能、显微鉴别特征观察技能等。考核限 30 分钟内完成。

一、考前准备

1.设备材料　光学显微镜、临时制片用具(载玻片、盖玻片、镊子、解剖针、擦镜纸、吸水纸、白瓷板等)、酒精灯、水合氯醛试液、稀甘油、蒸馏水、药材粉末或两种药材等分混合粉末 10 份。

2.考核单人独立进行,每个教师负责 5~6 人的评分。

3.学生可任意抽取一份已编上序号的药材粉末进行操作。

4.考核时,可根据班级人数和实验室条件分组进行。

二、考核步骤

(一)药材粉末临时装片

1.药材粉末蒸馏水(稀甘油)装片。

2.药材粉末水合氯醛透化制片。

(二)显微镜操作与显微特征观察

三、成绩评定

药材粉末临时装片显微镜操作技能考试评价表

考核项目	考核要求	评分标准	实得分数
药材粉末临时装片(20分)	制作方法正确,步骤合理,外观整洁,无大气泡,视野清晰	1.着装整洁(衣、帽、鞋)、规范(1分); 2.选择仪器正确,并能按要求清洁或清洗(2分); 3.稀甘油制片方法正确,手法自然熟练,粉末取量符合要求,外观整洁(5分); 4.水合氯醛透化装片方法正确,加热时间把握恰当,外观整洁(10分); 5.视野内无明显的大气泡,小气泡不超过2个(2分)	
显微镜使用(5分)	按照显微镜使用规范,正确使用显微镜	1.显微镜的提取和安放操作正确(1分); 2.显微镜的清洁、调光操作规范、视野清晰明亮(3分); 3.显微镜还原、装箱操作正确(1分)	

续表

考核项目	考核要求	评分标准	实得分数
显微鉴定 (25分)	进行显微观察时,能看到清晰的图像,指针指向主要显微鉴别特征,正确选用低倍镜和高倍镜	1. 调光置片操作规范(3分); 2. 镜下观察方法正确、放大顺序合理、能看到清晰图像(5分); 3. 主要显微特征能够察见,并用指针指向主要显微鉴别特征(5分); 4. 鉴定结果正确(10分); 5. 整体质量:操作科学规范,装置正确、稳妥、严密,仪器清洗并归置有序,台面整洁(2分)	
合计50分			

第三部分
附　录

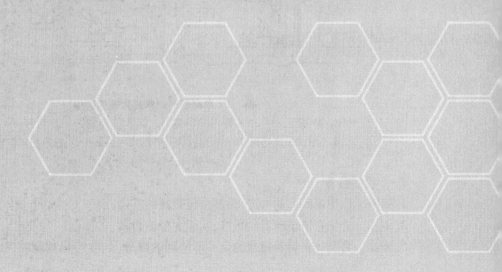

附录 **1**

光学显微镜的构造和使用方法

一、光学显微镜的构造

显微镜是一种复杂的光学仪器。它是医学实验常用工具之一,其作用是将观察的标本放大,以便观察和分析。一般光学显微镜包括机械装置和光学系统两大部分。图 1-1 为显微镜的结构。

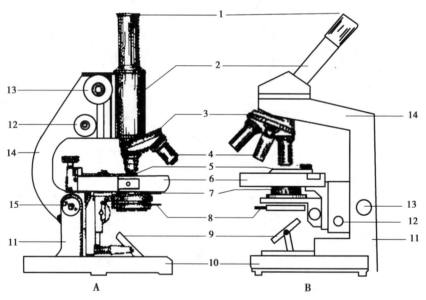

图 1-1　单目普通光学显微镜的结构

1—目镜;2—镜筒;3—转换器;4—物镜;5—标本推动器;6—载物台;7—聚光镜;
8—虹彩光圈;9—反光镜;10—镜座;11—镜柱;12—细调焦轮;13—粗调焦轮;
14—镜臂;15—倾斜关节

(一)机械装置

1. 镜座　位于最底部的构造,为整个显微镜的基座,用于支持整个镜体,起稳固作用。

2. 镜柱　为垂直于镜座上的短柱,用于支持镜臂。

3. 镜臂　为支持镜筒和镜台的呈弓形结构的部分,是取用显微镜时握拿的部分。镜筒直立式光镜在镜臂与其下方的镜柱之间有一倾斜关节,可使镜筒向后倾斜一定角度以方便观察,但使用时倾斜角度不应超过45°,否则显微镜由于重心偏移容易翻倒。

4. 调节器　也称调焦螺旋,为调节焦距的装置,位于镜臂的上端(镜筒直立式光镜)或下端(镜筒倾斜式光镜),分粗调节器(大螺旋)和细调节器(小螺旋)两种。粗调节器可使镜筒或镜台做较快或较大幅度的升降,能迅速调节好焦距,适于低倍镜观察时调焦。细调节器可使镜筒或镜台缓慢或较小幅度地升降,用于在低倍镜下用粗调节器找到物体后,在高倍镜和油镜下进行焦距的精细调节,借以对物体不同层次、深度的结构做细致的观察。

5. 镜筒　位于镜臂的前方,它是一个齿状脊板与调节器相接的圆筒状结构,上端装载目镜,下端连接物镜转换器。根据镜筒的数目,光镜可分为单筒式和双筒式。单筒光镜又分为直立式和倾斜式两种,镜筒直立式光镜的目镜与物镜的光轴在同一直线上,而镜筒倾斜式光镜的目镜与物镜的中心线互成45°,在镜筒中装有使光线转折45°的棱镜;双筒式光镜的镜筒均为倾斜式的。

6. 物镜转换器　又称旋转盘,位于镜筒下端的一个可旋转的凹形圆盘上,一般装有2~4个放大倍数不同的接物镜。旋转它就可以转换接物镜。当旋至物镜和镜筒成直线并正对通光孔时,就发出"咔嚓"的响声,这时方可观察玻片标本。

7. 镜台　也称载物台,是位于镜臂下面的平台,用于放置玻片标本。载物台中央有一圆形的通光孔,光线可以通过它由下向上反射。

8. 标本推进器　位于镜台的后方或侧面边缘,连一可动弧形弹簧夹。其上方或下方一侧有两个旋钮,转动旋钮可调节推进器,使玻片标本前后或左右平移。标本推进器上有纵横游标尺,用于测定标本在视野中的方位及其大小。

(二)光学系统

1. 反光镜　装在镜台下面、镜柱前方的一面可转动的圆镜,有平凹两面。平面镜聚光力弱,适合光线较强时使用。凹面镜聚光力强,适于光线较弱时使用。转动反光镜,可将光源反射到聚光镜上,再经镜台中央圆孔照明标本。

2. 聚光镜　在镜台下方,是一组透镜,用于聚集光线提高视野的亮度。镜台上方有一调节旋钮,转动它可升降聚光镜。往上升时增强反射光,下降时减弱反射光。

3. 可变光栏　是在聚光镜底部的一个圆环状结构。它装有多片半月形的薄金属片,叠合在中央成圆孔形。在圆环外缘有一突起的小柄,拨动它可使金属片分开或合拢,用于控制光线的强弱,使物像变得更清晰。

4. 目镜　装在镜筒上端,其上一般刻有放大倍数(如5×,10×)。目镜内常装有一指示针,用于指示要观察的某一部分 。

5. 物镜　装在物镜转换器上,一般分低倍镜、高倍镜和油镜3种。低倍镜镜体较短,放大倍数小;高倍镜镜体较长,放大倍数较大;油镜镜体最长,放大倍数最大。在镜体上刻有数字,低倍镜一般有4×、10×,高倍镜一般有40×、45×,油镜一般是90×、100×,"×"表示放大倍数。

显微镜放大倍数的计算:

$$目镜放大倍数 \times 物镜放大倍数 = 显微镜对实物的放大倍数$$

附:双目光学显微镜构造(图1-2)

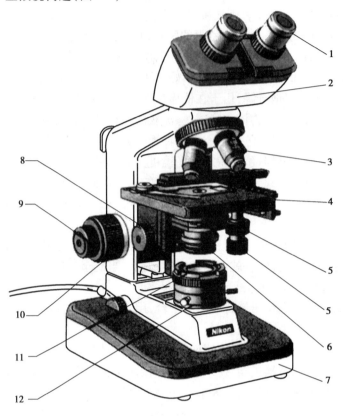

图1-2　双目光学显微镜的结构
1—目镜;2—镜筒;3—接物镜及转换盘;4—载物台;5—标本移动旋钮;
6—聚光器;7—底座;8—聚光器旋钮;9—细调焦轮;
10—粗调焦轮;11—光源子;12—视场光阑

二、显微镜的使用方法

(一)低倍镜的使用

1.把显微镜放在桌面的左侧,镜臂对向胸前,坐下进行操作。用手转动粗调螺旋,使镜筒上升,然后转动物镜转换器,使低倍镜对准镜台中央圆孔(当转动到听见"咔嚓"声响,或同时感到有阻力时立即停止转动,说明物镜已与镜筒成一条直线)。

2.对光　拨动聚光镜底部圆环的小柄,使光栏完全打开。旋转聚光镜升降螺旋,使聚光镜上升到和镜台相平。用左眼(两个眼睛都要睁开)在目镜上观察,同时用手调整反光镜,对好光源。要求视野达到完全均匀明亮。

3.放置和移动玻片标本　将欲观察的玻片标本置于镜台上(有盖玻片的一面朝上),玻片两端用弹簧夹夹住,然后转动推进器螺旋,使玻片上要观察的标本对准镜中央圆孔(注意:镜台上的刻度可以标示玻片的坐标位置)。

4.调节物距　转动粗调螺旋,使低倍镜距玻片标本5 mm左右(注意:必须从显微镜侧面观察物镜与玻片的距离。切勿用眼在目镜上观察的同时转动粗调螺旋,以防镜头碰撞玻片造成损坏)。然后用左眼从目镜上观察,用手慢慢转动粗调螺旋使镜台缓缓下降,当视野中出现物像时,再调节细调螺旋,直至视野中出现清晰的物像为止。如果物像不在视野中央,可稍微移动玻片位置(注意:移动玻片的方向与观察物像移动的方向恰好是相反的)。

反复练习上述各操作步骤,做到迅速熟练地找到标本,以及取光合适(即较熟练地应用反光镜、光栏和聚光镜)。

(二)高倍镜的使用

1.一定要先在低倍镜下找到要观察的标本物像后,并把要放大的部分移至视野正中,同时调节到最清晰程度,才能进行高倍镜的观察。

2.转动物镜转换器,使高倍镜转到镜台中央圆孔处。转换高倍镜时速度要慢,要细心,并从侧面进行观察(防止高倍镜碰撞玻片)。如果高倍镜碰到玻片,说明低倍镜的物距没有调节好,应重新进行操作。

3.调节物距　转换好高倍镜后,用左眼在目镜上观察。这时物像往往不清楚或者要观察的部分不在视野当中,可用细调螺旋慢慢朝使高倍镜离开标本片的方向转动(切勿用粗调螺旋)即能清楚看到物像。有的显微镜需朝与此相反的方向转动细调螺旋才能调出。遇到这种情况,转动时需格外小心,一般只需转动半圈或一圈就能达到要求。

三、使用显微镜注意事项

1.持镜时要一手紧握镜臂,一手托住镜座,绝不能一把提起显微镜便走,以防目镜从镜筒滑出或反光镜脱落。

2.轻拿轻放,不要把显微镜放在实验台边缘,防止碰翻落地。

3.显微镜光学系统部件要用清洁的擦镜纸轻轻擦拭,切勿口吹、手抹或用粗布擦拭。

4.使用时先用低倍镜调整光线。观察活体标本或染色较浅的标本时,要适当关小可变光栏使视野变暗,方能看得清楚。

5.临时制作的标本片,如果盖玻片的表面有液体,则不能上镜观察;载玻片上的液体若未被吸水纸吸尽,也不能上镜观察;载玻片上的标本未被盖玻片盖上时,不能上镜观察。切不可将还淌着透化液的制片放上载物台,以免损坏载物台。

6.放置玻片标本时要对准镜台孔正中央,并且不能反放玻片,因为标本玻片反放时高倍镜下看不到物像,并容易压坏玻片或物镜。

7.观察时要双目睁开,切勿闭上一只眼睛。左眼观察视野,右眼用于绘图。低倍镜用粗调螺旋调节物距,高倍镜要用细调螺旋,粗、细调节螺旋都不能单方向过度地旋转。否则会损坏镜筒与镜臂的连接部分或压碎玻片和损坏物镜。

8.不要随便取出目镜,以防尘土落入物镜上。也不要任意拆卸任何零件,以防损坏。

9.使用完毕后,转动粗调螺旋使物镜远离镜台,取下玻片,转动物镜转换器,使物镜离开聚光孔。再转动粗调螺旋使物镜接近镜台(不要对着镜台孔)。然后以右手握镜臂,左手托镜座轻轻放入镜箱中。

10.每次使用显微镜之前,先按显微镜登记卡片逐项检查显微镜各部分有无损坏。如发现损坏,应及时向教师报告。使用之后,认真填写显微镜使用登记卡片。

附录 2

生药绘图方法与要求

绘图是实验报告的重要内容之一,正确地绘出生药的外观图及组织、粉末的显微结构图,不仅可以加深对植物形态和结构特征的认识,还可以帮助学生养成认真的观察习惯,是学习生药性状和显微结构特征必须掌握的基本技能。由于学生实验时间较短,在实验课上将组织中大量的细胞全面地绘出是不可能的,因而可仔细地画出 1/4 ~ 1/2,剩下部分画出轮廓,细致部分略去。

1. 注意事项

(1)首先要注意准确性和代表性。认真观察要画的标本或切片,选择正常的、典型的、有代表性的材料或部分,正确理解各部分的特征,才能保证所给的图像是准确的、有代表意义的。

(2)实验题目写在绘图纸的上方。图题和所用材料的名称、部分标在图的下方,并注明放大倍数。图注用平行线引出在图的右侧,并用铅笔正楷书写。

(3)画图前先构图。应按实验指导要求的绘图数量和内容,在绘图纸上先安排好各图的位置和相关部分的比例,并留出书写图题和注释的部分。

(4)绘图时,首先画轮廓。即用 HB 铅笔轻轻在绘图纸上勾画出图形的轮廓,然后用 2H 铅笔描出细致部位,线条要粗细均匀,光滑清晰,接头处无分叉,切忌重复描画(铅笔尖要细,切忌变粗时使用)。

(5)植物图常用圆点的疏密表示明暗和颜色的深浅。圆点应圆而整齐,大小均匀,切忌用涂抹阴影的方法代替圆点;对晶体类等需要显示立体结构的,应运用立体几何绘图,被遮盖的部分或下层,应用虚线表示,表示深颜色时用加点方法。

2. 生药绘图的方法

(1)外观图的描画法:有以下 3 种:写生实物法、放大照片描绘法及玻璃板放大法。其中第三种方法是将画有方格的适当大小的玻璃板(每 1 个方格的边长为 5 mm)放在生药上,一边观察每个格子中生药的形态,一边用铅笔在带有方格的绘图纸上(每 3 个方格边长为 10 mm)轻轻勾画出生药的轮廓及特征图,最后将细致部分描画,制图时还必须将半透明的硫酸纸蒙在已绘好的底图上,用绘图铅笔描成墨线图。

(2)组织、粉末镜检图描画法:生药的组织特征图可分为组织简图和组织详图。绘制生药的显微结构简图时,常用一些通用的画线方式和符号来表示各种不用的组织,如图 2-1 所示,粉末图一律绘制详图。

组织详图(包括解离组织图和生药粉末特征图)是表明药材组织中各种细胞及后含物的形态及排列情况,以此说明组织的详细构造特点来鉴别生药。有横切面、纵切面、表面观 3 种图。在此类图中,不必画出所有观察到的细胞,一般只画十几个到几十个有代表性的、能说明问题的细胞即可。但每个细胞的形状、壁厚、纹孔、层纹等,都要画准确。

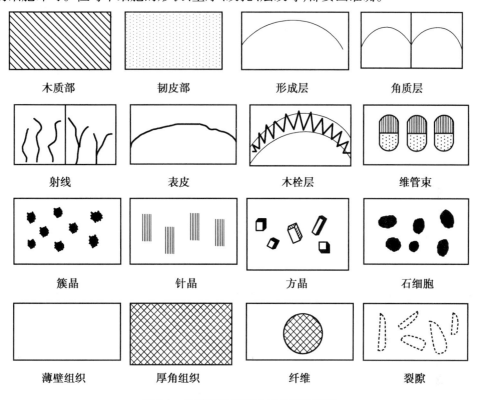

图 2-1　生药显微绘图常用的简图符号

(3)徒手绘图法:将绘图纸放在显微镜右侧,左眼观察显微镜内的物像。选择好具有特征的组织或后含物,用 2H 铅笔将物像轻轻画在绘图纸上,再仔细观察物像,反复对照修改直至满意,最后用较深的 HB 铅笔稍重地重复画一遍,如果要制作发表论文或出版书籍用的墨线图时,可将半透明的硫酸纸置于绘好的铅笔图上,用特制的绘图笔照底图描绘即可。方法简便易行,但绘图易在形状、各部分的比例方面失真。

(4)显微绘图器绘图法:常用的显微绘图器包括阿贝氏描绘器、描绘棱镜、目镜及投影式描绘器。

阿贝氏描绘器是一个由两个棱镜构成的棱镜筒和一个平面反射镜构成的装置,将棱镜接在显微镜的目镜后,通过调节反射镜的位置,使视野中的组织构造和笔尖、绘图纸同时清晰可见,即可用铅笔依样描绘,再用墨线笔重描。

描绘棱镜是将棱镜接在显微镜目镜上,而描绘目镜是用带有目镜的棱镜替换掉显微镜的目镜。

在使用显微描绘器描绘生药的组织构造或粉末的显微特征时需注意以下问题:

①绘图板面要调节到与描绘器的反射棱镜外侧镜面平行,才可保证物像图各部位的放大倍数都相同,避免图形失真。

②物像超过一个视野时,画完一个视野,要移动这个视野前,需记忆 2~3 个明显标志,以便移动后物像与图像能准确地衔接。

③为了消除物镜的球面效应使物像失真的现象,描绘时应将目的物移到视野的中央,且每次移动的最大范围不超过 2/3 个视野。

附录 3
生药鉴定常用试剂及配制

1. 水合氯醛试液　取水合氯醛 50 g,加水 15 mL 与甘油 10 mL,使溶解,即得。

2. 甘油乙醇试液　取甘油、稀乙醇(取乙醇 529 mL 加水稀释至 1 000 mL,即得)各 1 份,混合,即得。

3. 甘油醋酸试液　取甘油、50% 醋酸与水各 1 份,混合即得。

4. 苏丹Ⅲ试液　取苏丹Ⅲ 0.01 g,加 90% 乙醇 5 mL 溶解后,加甘油 5 mL,摇匀,即得。本液应置棕色玻璃瓶中保存,在 2 个月内应用。

5. 间苯三酚试液　取间苯三酚 0.5 g,加乙醇使溶解成 25 mL,即得。本品应置玻璃瓶塞瓶中,在暗处保存。

6. 香草醛试液　取香草醛 0.1 g,加盐酸 10 mL 使溶解,即得。

7. 氢氧化钙试液　取氢氧化钙 3 g,置玻璃瓶中,加水 1 000 mL,密塞。猛力振摇,放置 1 h,即得。用时倾取上清液。

8. 氢氧化钠试液　取氢氧化钠 4.3 g,加水溶解成 100 mL,即得。

9. 盐酸羟胺试液　取盐酸羟胺 3.5 g,加 60% 乙醇使溶解成 100 mL,即得。

10. 氨试液　取浓氨溶液 400 mL,加水使成 1 000 mL,即得。

11. α-萘酚试液　取 15% 的 α-萘酚乙醇溶液 10.5 mL,缓缓加硫酸 6.5 mL,混匀后再加乙醇 40.5 mL 及水 4 mL 混匀,即得。

12. 硝铬酸试液

(1)取硝酸 10 mL,加入 100 mL 水中,混匀。

(2)取三氧化铬 10 g,加水 100 mL 使溶解。用时将两液等量混合,即得。

13. 氯化钙试液　取氯化钙 7.5 g,加水使溶解成 100 mL,即得。

14. 氯酸钾试液　本液为氯酸钾的饱和硝酸溶液。

15. 稀乙醇　取乙醇 529 mL 加水稀释至 1 000 mL,即得。本液在 20 ℃时含 C_2H_5OH 应为 49.5% ~50.5%。

16. 稀甘油　取甘油 33 mL,加水稀释使成 100 mL,再加樟脑一小块或液化苯酚 1 滴,即得。

17. 稀盐酸　取盐酸 234 mL,加水稀释至 1 000 mL,即得。本液含 HCl 应为 9.5% ~10.5%。

113

18. 稀硫酸　取硫酸 57 mL,加水稀释至 1 000 mL,即得。本液含 H_2SO_4 应为 9.5% ~ 10.5%。

19. 稀硝酸　取硝酸 105 mL,加水稀释至 1 000 mL,即得。本液含 HNO_3 应为 9.5% ~ 10.5%。

20. 稀醋酸　取冰醋酸 60 mL,加水稀释至 1000 mL,即得。

21. 碘化钾试液　取碘化钾 16.5 g,加水使溶解成 100 mL,即得。本液应临用新制。

22. 碘 – 碘化钾试液　取碘 0.5 g 与碘化钾 1.5 g,加水 25 mL 使溶解,即得。

23. 碘化汞钾试液　取氯化汞 1.36 g,加水 60 mL 使溶解,另取碘化钾 5 g,加水 10 mL 使溶解,将两液混合,加水稀释至 100 mL,即得。

24. 碘化铋钾试液　取碱式硝酸铋 0.85 g,加冰醋酸 10 mL 与水 40 mL 溶解后,加碘化钾溶液(4→10)20 mL,摇匀,即得。

25. 稀碘化铋钾试液　取碱式硝酸铋 0.85 g,加冰醋酸 10 mL 与水 40 mL 溶解后,即得。临用前取 5 mL,加碘化钾溶液(4→10)5 mL,再加冰醋酸 20 mL,用水稀释至 100 mL,即得。

26. 碳酸氢钠试液　取碳酸氢钠 5 g,加水使溶解成 100 mL,即得。

附录 **4**

全国职业院校技能大赛赛项及规程(一)
——中药性状鉴别

一、赛项名称

赛项编号:GZ-2018120
赛项名称:中药传统技能
英语翻译:Traditional Chinese Medicine Skills
赛项组别:高职组
赛项归属产业:医药卫生

二、竞赛目的

中药传统技能赛项主要考核学生中药性状鉴别、中药显微鉴别、中药调剂、中药炮制等方面的核心技能与知识。通过竞赛,检验全国中医药高等专科学校、全国职业技术院校中药学专业建设与教学改革成果,考核与展示各参赛院校学生从事中药生产、流通与服务的岗位通用核心技术和综合职业能力,为高职院校中药学类专业师生搭建交流与学习的平台,引领和促进全国中医药高职院校完善"赛教融合"机制,强化实践教学,深入开展教育教学改革,实现专业与产业对接、课程内容与职业标准对接、教学过程与生产过程对接,促进国家中医药"一带一路"建设,促进中药技能的传承与创新,激发行业企业关注和参与中药学类专业教学改革的主动性和积极性,提高中医药高职教育的社会认可度,推进中医药高职教育又好又快地发展。

三、竞赛内容:中药性状鉴别

中药性状鉴别赛项,包括中药识别、真伪鉴别两部分技能竞赛。竞赛时,参赛选手需对给出的 20 味中药材或饮片进行识别,并写出品名及主要功效;需对给出的 10 味中药材或饮片进行鉴别,判断是真品还是伪品。竞赛规定时限 13 分钟。

中药性状鉴别(中药识别、真伪鉴别)项目的分值比见表 4-1。

表 4-1　比赛项目、时限与成绩指标体系

项目	比赛时限	占总成绩比例
中药性状鉴别 （中药识别、真伪鉴别）	13 min	20%

1. 中药识别赛项

竞赛品种范围为《中国药典》（2015 年版）收载的常用中药材及饮片 350 种，见表 4-2。

表 4-2　中药性状鉴别——中药识别品种目录

类别	品种名称
根及根茎类中药 （115 种）	细辛、狗脊、绵马贯众、大黄、何首乌、牛膝、太子参、威灵仙、制川乌、附子、白芍、黄连、防己、延胡索、板蓝根、甘草、黄芪、人参、红参、西洋参、三七、白芷、当归、前胡、川芎、防风、柴胡、龙胆、紫草、丹参、黄芩、玄参、地黄、熟地黄、巴戟天、桔梗、党参、木香、白术、苍术、泽泻、法半夏、姜半夏、石菖蒲、百部、川贝母、郁金、天麻、虎杖、川牛膝、银柴胡、白头翁、制草乌、赤芍、升麻、北豆根、苦参、山豆根、葛根、北沙参、白薇、天花粉、南沙参、紫菀、三棱、制天南星、浙贝母、黄精、玉竹、天冬、麦冬、知母、山药、仙茅、莪术、姜黄、远志、拳参、白蔹、独活、羌活、藁本、秦艽、漏芦、香附、千年健、高良姜、胡黄连、茜草、续断、射干、芦根、干姜、重楼、土茯苓、骨碎补、白附子、乌药、白前、徐长卿、商陆、山慈菇、白及、金果榄、红景天、白茅根、百合、薤白、甘遂、地榆、麻黄根、制何首乌、炙黄芪、绵马贯众炭、炙甘草
皮类、茎木类中药 （32 种）	苏木、钩藤、槲寄生、川木通、降香、通草、大血藤、鸡血藤、忍冬藤、海风藤、青风藤、桂枝、桑枝、牡丹皮、厚朴、肉桂、杜仲、黄柏、白鲜皮、秦皮、香加皮、地骨皮、合欢皮、桑白皮、首乌藤、皂角刺、木通、络石藤、灯心草、竹茹、苦楝皮、五加皮
花、叶类中药 （26 种）	淫羊藿、大青叶、番泻叶、石韦、枇杷叶、紫苏叶、罗布麻叶、桑叶、辛夷、丁香、金银花、款冬花、红花、合欢花、旋覆花、菊花、蒲黄、密蒙花、荷叶、侧柏叶、艾叶、玫瑰花、野菊花、谷精草、槐花、月季花
果实、种子类中药 （79 种）	五味子、木瓜、山楂、苦杏仁、决明子、补骨脂、枳壳、吴茱萸、小茴香、山茱萸、连翘、枸杞子、栀子、瓜蒌、槟榔、砂仁、豆蔻、葶苈子、桃仁、火麻仁、郁李仁、乌梅、金樱子、沙苑子、枳实、陈皮、酸枣仁、使君子、蛇床子、菟丝子、牵牛子、夏枯草、鹤虱、王不留行、肉豆蔻、芥子、覆盆子、槐角、马兜铃、地肤子、化橘红、鸦胆子、葫芦巴、白果、柏子仁、女贞子、蔓荆子、韭菜子、牛蒡子、大腹皮、草果、草豆蔻、益智、胡椒、蒺藜、佛手、胖大海、薏苡仁、青葙子、车前子、莱菔子、紫苏子、青皮、川楝子、千金子、诃子、瓜蒌皮、瓜蒌子、苍耳子、芡实、罗汉果、丝瓜络、莲子、白扁豆、木鳖子、青果、焦槟榔、炒瓜蒌子、焦栀子
全草类中药 （37 种）	麻黄、金钱草、广藿香、荆芥、车前草、薄荷、穿心莲、青蒿、石斛、伸筋草、木贼、紫花地丁、半枝莲、益母草、泽兰、香薷、肉苁蓉、茵陈、淡竹叶、佩兰、豨莶草、瞿麦、半边莲、锁阳、蒲公英、马齿苋、小蓟、紫苏梗、垂盆草、萹蓄、鱼腥草、仙鹤草、广金钱草、墨旱莲、荆芥穗、马鞭草、地锦草
其他类中药 （18 种）	茯苓、猪苓、雷丸、灵芝、海藻、乳香、没药、血竭、青黛、儿茶、五倍子、海金沙、芦荟、冰片、昆布、马勃、冬虫夏草、茯苓皮

续表

类别	品种名称
动物药类 (29种)	石决明、珍珠、全蝎、土鳖虫、蛤蚧、金钱白花蛇、蕲蛇、乌梢蛇、鹿茸、羚羊角、地龙、水蛭、牡蛎、瓦楞子、蛤壳、僵蚕、龟甲、鳖甲、海螵蛸、蜈蚣、桑螵蛸、鹿角、水牛角、珍珠母、蝉蜕、蜂房、鸡内金、穿山甲、阿胶
矿物药类 (14种)	自然铜、滑石、石膏、磁石、赭石、芒硝、玄明粉、白矾、朱砂、赤石脂、青礞石、硫黄、滑石粉、煅石膏

2. 中药真伪鉴别赛项

竞赛品种范围为80味中药材及其饮片见表4-3。

表4-3 中药性状鉴别——真伪鉴别品种目录

序号	品种	序号	品种	序号	品种
1	人参与伪品	21	桔梗与伪品	41	车前子与伪品
2	天麻与伪品	22	葛根与伪品	42	吴茱萸与伪品
3	川贝母与伪品	23	防风与伪品	43	枳壳与伪品
4	大黄与伪品	24	苍术与伪品	44	化橘红与伪品
5	黄芪与伪品	25	鸡血藤与伪品	45	麻黄与伪品
6	柴胡与伪品	26	槲寄生与伪品	46	广藿香与伪品
7	西洋参与伪品	27	海风藤与伪品	47	石斛与伪品
8	延胡索与伪品	28	皂角刺与伪品	48	泽兰与伪品
9	山药与伪品	29	通草与伪品	49	金钱草与伪品
10	半夏与伪品	30	地骨皮与伪品	50	茯苓与伪品
11	羌活与伪品	31	厚朴与伪品	51	猪苓与伪品
12	牛膝与伪品	32	防己与伪品	52	海金沙与伪品
13	黄精与伪品	33	金银花与伪品	53	冬虫夏草与伪品
14	木香与伪品	34	酸枣仁与伪品	54	补骨脂与伪品
15	龙胆与伪品	35	小茴香与伪品	55	沙苑子与伪品
16	当归与伪品	36	紫苏子与伪品	56	土鳖虫与伪品
17	白术与伪品	37	桃仁与伪品	57	绵马贯众与伪品
18	制川乌与伪品	38	菟丝子与伪品	58	威灵仙与伪品
19	天花粉与伪品	39	五味子与伪品	59	山豆根与伪品
20	附子与伪品	40	枳实与伪品	60	银柴胡与伪品

续表

序号	品种	序号	品种	序号	品种
61	麦冬与伪品	68	黄柏与伪品	75	丹参与伪品
62	茜草与伪品	69	肉桂与伪品	76	石决明与伪品
63	石菖蒲与伪品	70	五加皮与伪品	77	金钱白花蛇与伪品
64	乌药与伪品	71	砂仁与伪品	78	升麻与伪品
65	白及与伪品	72	雷丸与伪品	79	西红花与伪品
66	仙茅与伪品	73	罗布麻叶与伪品	80	鹿茸与伪品
67	川牛膝与伪品	74	蛤蚧与伪品		

四、竞赛方式

(一)比赛形式

比赛只设个人赛,不设团体赛。比赛选手需独立完成所有竞赛项目和内容。

(二)组队方式

同一院校的参赛选手原则上不得超过 2 人,每名选手限 1 名指导教师。

五、竞赛赛卷

(一)竞赛试题公开

1.赛题库全部公开。本赛项将在比赛前一个月公开赛题库,赛卷数量 10 套,各套赛卷重复率不得超过 50%。

2.正式赛卷由专家组命题拟定 A 卷、B 卷后,于比赛前把赛卷 A 和赛卷 B 在监督组的监督下,由裁判长抽取正式赛卷与备用赛卷。

3.赛项比赛结束后一周内,正式赛卷(包括评分标准)须通过大赛网络信息发布平台(www.chinaskills-jsw.org)公布。

(二)竞赛样题

中药性状鉴别样题,包括识别与功效操作样题、真伪鉴别操作样题。

1.识别与功效操作样题(表 4-4):

表 4-4　全国职业院校技能大赛——中药传统技能赛项
中药性状鉴别——识别与功效

序号	品种及功效	序号	品种及功效
1	滑石	5	杜仲
2	没药	6	菟丝子
3	山药	7	苦杏仁
4	何首乌	8	淫羊藿

序号	品种及功效	序号	品种及功效
9	王不留行	15	木贼
10	合欢花	16	金樱子
11	麦冬	17	草豆蔻
12	防风	18	牵牛子
13	荆芥	19	吴茱萸
14	葛根	20	石韦

2.真伪鉴别操作样题(表4-5)：

表4-5　全国职业院校技能大赛——中药传统技能赛项
中药性状鉴别——真伪鉴别样题

序号	正品	伪品	序号	正品	伪品
1		石菖蒲伪品	6		海金沙伪品
2	麦冬		7	大黄	
3		石决明伪品	8	川牛膝	
4	蛤蚧		9	化橘红	
5		地骨皮伪品	10		酸枣仁伪品

六、成绩评定

(一)评分标准制定原则

竞赛评分本着"公平、公正、公开、科学、规范"的原则。

(二)评分标准

比赛按组进行,每组8名选手抽签确定竞赛工位,在13分钟内完成中药性状鉴别,中药性状鉴别——识别与功效评分标准(表4-6)、中药性状鉴别——真伪鉴别评分标准(表4-7)。

凡符合国家药品标准规定的品种及其特定的部位者为"正品";不符合国家药品标准规定的品种及其特定的部位,或有掺杂、变质等现象者为"伪品"。按《中华人民共和国药品管理法》及《中国药典》(2015年版)的有关规定进行界定。

表 4-6　中药性状鉴别——识别与功效评分标准

赛位号：＿＿＿＿＿＿＿＿＿　组别号：＿＿＿＿＿＿＿＿＿　竞赛用时：＿＿＿＿＿＿＿＿＿　成绩：＿＿＿＿＿＿＿＿＿

项目	评分标准细则	扣分	得分
药名及功效 分类书写	1. 每位选手识别 20 种中药材或饮片，每种 2.5 分。其中，中药名称 1.5 分，主要功效 1 分，总分 50 分。 2. 名称写对，未写或错写功效，扣 1 分。 3. 中药名称写错，不得分(扣 2.5 分)。 4. 中药名称以《中国药典》(2015 年版)为准，药典作为单一品种收载的中药炮制品，必须按单列的名称书写。 5. 同一中药不同炮制品写出中药名称即可。 6. 书写药名必须清楚，一个字太潦草导致评委无法辨认的，视为错字；整个药名太潦草无法辨认的，则视为答错。 7. 中药的主要功效为《中国药典》(2015 年版)记载该药的功效，功效较多时，只写出其中两种功效即可，每个功效 0.5 分。		

表 4-7　中药性状鉴别——真伪鉴别评分标准

赛位号：＿＿＿＿＿＿＿＿＿　组别号：＿＿＿＿＿＿＿＿＿　竞赛用时：＿＿＿＿＿＿＿＿＿　成绩：＿＿＿＿＿＿＿＿＿

项目	评分标准细则 （判断正确得 5 分，否则扣 5 分，总分 50 分）			扣分	得分
编号	标注药名	正品	伪品		
1	按标签药名填写				
2	按标签药名填写				
3	按标签药名填写				
4	按标签药名填写				
5	按标签药名填写				
6	按标签药名填写				
7	按标签药名填写				
8	按标签药名填写				
9	按标签药名填写				
10	按标签药名填写				
总计					

七、奖项设定

（一）赛项个人奖

本赛项只设参赛选手个人奖。设一等奖、二等奖、三等奖共 3 个奖项，分别占参赛总人数的 10% 、20% 、30% ,小数点后四舍五入。获一等奖者,颁发荣誉证书和奖杯;获二、三等奖者,颁发荣誉证书。

(二)优秀指导教师奖

对获一等奖参赛选手的指导老师进行表彰,并颁发优秀指导教师证书。

全国职业院校技能大赛赛项及规程(二)
——中药显微鉴别

一、赛项名称

赛项编号:GZ-2018120

赛项名称:中药传统技能

英语翻译:Traditional Chinese Medicine Skills

赛项组别:高职组

赛项归属产业:医药卫生

二、竞赛目的

中药传统技能赛项主要考核学生中药性状鉴别、中药显微鉴别、中药调剂、中药炮制等方面的核心技能与知识。通过竞赛,检验全国中医药高等专科学校、全国职业技术院校中药学专业建设与教学改革成果,考核与展示各参赛院校学生从事中药生产、流通与服务的岗位通用核心技术和综合职业能力,为高职院校中药学类专业师生搭建交流与学习的平台,引领和促进全国中医药高职院校完善"赛教融合"机制,强化实践教学,深入开展教育教学改革,实现专业与产业对接、课程内容与职业标准对接、教学过程与生产过程对接,促进国家中医药"一带一路"建设,促进中药技能的传承与创新,激发行业企业关注和参与中药学类专业教学改革的主动性和积极性,提高中医药高职教育的社会认可度,推进中医药高职教育又好又快地发展。

三、竞赛内容

中药显微鉴别赛项,从 30 味常用中药中随机抽取 2 味,分别制成中药粉末后,等量混合在一起,参赛选手需对此混合粉末进行显微鉴别。竞赛时,要求参赛选手自己按规定操作进行显微制片、显微观察、绘出主要的显微鉴别特征图,得出 2 味粉末的鉴定结论,并写出理由。竞赛规定时限 45 分钟。

中药显微鉴别项目的分值比见表 5-1。

表 5-1　比赛项目、时限与成绩指标体系

项目	比赛时限	占总成绩比例
中药显微鉴别	45 min	20%

竞赛范围为 30 味常用中药见表 5-2。

表 5-2　中药粉末显微鉴别品种

序号	品种	序号	品种	序号	品种
1	大黄	11	牡丹皮	21	五味子
2	黄连(味连)	12	厚朴	22	补骨脂
3	甘草	13	肉桂	23	小茴香
4	人参	14	黄柏	24	槟榔
5	当归	15	大青叶	25	麻黄
6	黄芩	16	番泻叶	26	薄荷
7	白术	17	丁香	27	穿心莲
8	半夏	18	洋金花	28	猪苓
9	浙贝母	19	金银花	29	珍珠
10	天花粉	20	红花	30	石膏

四、竞赛方式

(一)比赛形式

比赛只设个人赛,不设团体赛。比赛选手需独立完成所有竞赛项目和内容。

(二)组队方式

同一院校的参赛选手原则上不得超过 2 人,每名选手限 1 名指导教师。

五、竞赛赛卷

(一)竞赛试题公开

1. 赛题库全部公开。本赛项将在比赛前一个月公开赛题库,赛卷数量 10 套,各套赛卷重复率不得超过 50%。

2. 正式赛卷由专家组命题拟定 A 卷、B 卷后,于比赛前把赛卷 A 和赛卷 B 在监督组的监督下,由裁判长抽取正式赛卷与备用赛卷。

3. 赛项比赛结束后一周内,正式赛卷(包括评分标准)须通过大赛网络信息发布平台(www.chinaskills-jsw.org)公布。

（二）竞赛样题

全国职业院校技能大赛——中药传统技能赛项
中药显微鉴别

要求:45分钟内,按照《中国药典》(2015年版)规定的方法,对未知混合粉末(含2味中药)进行显微鉴别。选手自己按正确方法完成显微制片,显微观察,得出相应的结论,绘出粉末显微鉴别特征图,并写出鉴别结果的理由。

六、成绩评定

（一）评分标准制定原则
竞赛评分本着"公平、公正、公开、科学、规范"的原则。

（二）评分标准
中药显微鉴别评分标准见表5-3。

表5-3 中药显微鉴别评分标准

赛位号:_____ 组别号:_____ 竞赛用时:_____ 成绩:_____

项目	评分标准细则	扣分	得分
粉末制片 （5分）	1.酒精灯使用:正确点火,用完后及时灭火,得1分;用完后不灭火离开扣1分。 2.水合氯醛加热制片:取少量混合粉末,置洁净的载玻片上,加水合氯醛试液适量,用食指与大拇指持住载玻片(如用钳子把持扣1分),透化,加1~2滴稀甘油,加盖洁净的盖玻片,用吸水纸吸取多余的试液,得2分。 3.如粉末焦化,扣1分;盖玻片表面污染,扣1分。 4.水制片:取少量的混合粉末,置洁净的载玻片上,加1滴水,加盖洁净的盖玻片,用吸水纸吸取多余的水,得1分。未做者,扣1分。 5.乙醇或水合氯醛不加热制片:取少量混合粉末,置洁净的载玻片上,加1滴乙醇或水合氯醛试液,加盖洁净的盖玻片,用吸水纸吸取多余的试液,得1分。未做者扣1分。		
显微镜使用 （5分）	6.在低倍镜下,将制片放置在显微镜载物台上,得2分,如在高倍镜下放入,扣2分。 7.正确使用光源,得1分。 8.正确使用粗、细调节器,得2分。如在高倍镜下使用粗调节器,扣2分;造成盖玻片、载玻片被镜头压碎,扣5分。 9.使用完毕时,需要及时清理,显微镜复原回位,未做者扣3分。		
显微特征描绘 （40分）	10.鉴别报告中中药的重要显微特征及标注正确,每一显微特征描绘正确且标注正确,得8分;错误者,不得分。 11.重要的显微特征总数不少于5个,总分40分。 12.每一药材重要显微特征的界定依据,以《中国药典》(2015年版)记载该药显微鉴别的顺序为准。		

续表

项目	评分标准细则	扣分	得分
显微特征描述 (20分)	13.按《中国药典》(2015年版)该药【鉴别】项下的显微鉴别进行界定。每一显微特征描述正确,得4分。错误不得分。		
粉末鉴别结论 (30分)	14.写出混合粉末的中药名称,并将显微特征归类,写出1味中药名并归类正确,得15分;写出2味中药名并归类正确,得30分。 15.中药名称错误,不得分。 16.显微特征归类错误或不全面,每错漏1个,扣3分。 17.书写必须清晰,整个中药名太潦草导致评委无法辨认的,视为答错。		
竞赛用时	总分数相同情况下,可作为排名的依据。		

七、奖项设定

(一)赛项个人奖

本赛项只设参赛选手个人奖。设一等奖、二等奖、三等奖共3个奖项,分别占参赛总人数的10%、20%、30%,小数点后四舍五入。获一等奖者,颁发荣誉证书和奖杯;获二、三等奖者,颁发荣誉证书。

(二)优秀指导教师奖

对获一等奖参赛选手的指导老师进行表彰,并颁发优秀指导教师证书。

附录 **6**

药用植物学实验教学大纲

药用植物学是一门实践性很强的学科,是药学学科的专业基础组成部分课程。实践教学着力于培养学生的动手能力,观察、分析和解决问题的能力,其任务是为学生在学习天然药物鉴定打下扎实的理论和技能基础。

一、实验目的

1. 理论联系实际,验证理论,丰富学生的感性知识,巩固和扩充药用植物学基本理论知识。

2. 熟悉药用植物学实践的一般知识,熟练掌握药用植物基本实践操作,培养学生的实践动手能力。

3. 熟练掌握常用普通光学生物显微镜的结构、使用、维护与保养操作。

4. 熟练掌握撕取植物表皮、徒手切片、粉末水装片、水合氯醛透化装片等各种制作临时装片操作技术。

5. 熟练掌握细胞后含物淀粉粒、菊糖、糊粉粒、草酸钙结晶和植物组织中薄壁细胞、分生细胞、表皮细胞、木栓细胞、腺毛、非腺毛、气孔、分泌细胞、分泌腔、分泌道、乳管、导管、筛管、石细胞、纤维细胞等显微鉴定重要的细胞、组织学特征。

6. 学会区分常见药用植物种类,数量不少于 200 种。能够说出重要的药用植物分科特征。

7. 培养学生正确观察实践现象、准确测量和记录,正确分析和评价实践结果,科学地表达实践结论,规范地完成实践报告的能力。

8. 以科学的态度和作风进行实践,掌握实验室常见问题的处理方法,逐步养成态度认真,实事求是,学风严谨的良好素质。

二、实验地点

中药鉴定实验室、药用植物栽培园、药用植物标本室。

三、实验活动

1. 预习　学生进行实验室实验操作前,必须认真进行实验前的预习。实验指导教师在学生开始实验前,检查学生的预习情况。

2. 实验前讲解　实验指导教师在学生开始实验操作前,必须讲解本次实验的内容、操作注意事项、实验要求和实验报告的书写要求等内容,检查、评价学生实验预习情况。

3. 学生操作并记录　学生实验必须有实验操作记录,记录应真实、有效地反映实验过程和实验结果。

4. 教师巡回指导　学生实验进行过程中,实验指导教师必须进行实验巡回指导,及时发现、纠正和解决学生实验中的问题,防止伤害事故的发生,控制实验过程的进行。

5. 完成报告　学生完成实验操作后,必须在规定的时间内按要求完成并上交实验报告。实验指导教师认真批改学生实验报告并给出实验评定,在下次实验开始前进行讲评。

四、实验内容与要求

序号	实验项目	实验内容	实验要求	实验用品	学时
1	光学显微镜的使用与植物细胞	1. 光学生物显微镜的结构 2. 光学生物显微镜的使用 3. 光学生物显微镜的使用注意事项 4. 植物细胞结构观察	1. 学会光学生物显微镜的使用 2. 熟练掌握光学生物显微镜的结构 3. 能对植物细胞的结构细胞壁、细胞膜、细胞核进行辨识,并绘制图示 4. 培养科学的实验态度	1. 普通光学生物显微镜 2. 洋葱 3. 镊子、刀片、培养皿	2
2	植物细胞后含物	1. 淀粉粒的结构与类型观察 2. 菊糖的结构观察 3. 草酸钙结晶结构和类型观察	1. 学会水装片的制作 2. 学会水合氯醛临时装片的制作 3. 能够正确观察区分淀粉粒、菊糖和草酸钙结晶的结构和类型特征 4. 熟练掌握植物细胞后含结构绘图方法	1. 普通光学生物显微镜 2. 马铃薯、党参药材、大黄药材、甘草药材、半夏药材 3. 水合氯醛、酒精灯、载玻片、盖玻片、吸水纸、擦镜纸、甘油	2
3	植物组织	1. 分生组织的观察 2. 薄壁组织的观察 3. 保护组织的观察 4. 机械组织的观察 5. 分泌组织的观察 6. 输导组织的观察	1. 学会分辨观察洋葱根尖分生区细胞 2. 学会区分薄壁细胞 3. 熟练分辨表皮细胞、木栓细胞 4. 能够正确区分出石细胞、纤维细胞、油细胞、分泌腔 5. 能够正确区分环纹导管、螺纹导管、梯纹导管、网纹导管和孔纹导管	1. 普通光学生物显微镜 2. 洋葱根类装片 3. 梨、生姜、橘皮 4. 半夏、大黄、甘草中药粉末 5. 水合氯醛、酒精灯、载玻片、盖玻片、刀片、吸水纸、擦镜纸、甘油	2

续表

序号	实验项目	实验内容	实验要求	实验用品	学时
4	植物器官的内部构造	1. 双子叶植物根的初生构造 2. 双子叶根的次生构造 3 单子叶植物茎的初生构造 4. 双子叶植物木质茎的初生构造 5. 双子叶植物叶的构造	1. 熟练掌握双子叶植物根的初生构造和根的次生构造 2. 能够正确区分出双子叶植物茎的初生构造和木质茎的次生构造 3. 学会区分双子叶植物叶的构造特征	1. 普通光学生物显微镜 2. 双子叶植物毛茛根的初生构造切片 3. 双子叶植物桔梗的次生构造切片 4. 单子叶植物百部的初生构造 5. 双子叶植物椴树茎的次生构造切片 6. 双子叶植物薄荷叶的切片	2
5	植物器官的形态观察	1. 被子植物根的形态特征 2. 被子植物茎的形态特征 3. 被子植物叶的形态特征 4. 被子植物花的形态特征 5. 被子植物果实和种子的形态特征被子植物茎的形态特征	1. 熟练掌握药用植物根的形态特征及变态根的种类 2. 熟练掌握药用植物茎的特征及变态茎的类型 3. 熟练掌握药用植物叶的特征及变态叶的类型 4. 熟练掌握药用植物花的结构和类型 5. 熟练掌握药用植物果实和种子的结构和类型 6. 学会区分花序的类型	1. 植物解剖镜、解剖针、放大镜 2. 板蓝根、玉米根、吊兰根、小麦根、桑寄生、常春藤、胡萝卜、萝卜 3. 桑枝、生姜、马铃薯、洋葱、荸荠、桔梗、忍冬、打碗花、葡萄、草莓、马齿苋、枸杞、仙人掌 4. 薄荷叶、杨树叶、桑叶、菠菜叶、棕榈叶、刺槐叶、橘叶、玉米叶、银杏叶、车前叶、美人蕉叶 5. 板蓝根花、黄芩花、金银花、红花、无花果、鸢尾花、大戟花、石竹花、薄荷花、槐花、车前花、山楂花、天南星、百合花 6. 板蓝根果实、槐角、牡丹果实、洋金花果实、向日葵、玉米、白蜡树、板栗、枸杞、杏、橘子、黄瓜、苹果、八角、凤梨	2

序号	实验项目	实验内容	实验要求	实验用品	学时
6	被子植物门分科与植物分类检索表的使用	1. 被子植物门双子叶植物纲毛茛科、十字花科、芸香科、豆科、蔷薇科、五加科、伞形科、茄科、唇形科、玄参科、忍冬科、葫芦科、桔梗科、菊科特征 2. 被子植物门单子叶植物纲特征禾本科、天南星科、百合科、兰科特征 3. 被子植物门双子叶植物纲的分纲特征 4. 被子植物门单子叶植物纲的分纲特征 5. 被子植物门植物分科检索表的使用	1. 熟练掌握被子植物门双子叶植物纲毛茛科、十字花科、芸香科、豆科、蔷薇科、五加科、伞形科、茄科、唇形科、玄参科、忍冬科、葫芦科、桔梗科、菊科特征 2. 熟练掌握被子植物门单子叶植物纲特征禾本科、天南星科、百合科、兰科特征 3. 熟练掌握被子植物门双子叶植物纲和单子叶植物纲分纲的特征 4. 学会被子植物门植物分科检索表的使用	1. 植物解剖镜、解剖针、放大镜 2. 牡丹、板蓝根、山楂、黄芪、橘、当归、刺五加、红花、秦艽、丹参、枸杞、地黄、金银花、栝楼、党参、红花 3. 小麦、天南星、百合、吊兰	2

五、说明

1. 实验项目　共列出6个实验项目,可结合具体实验条件选择至少5个进行。

2. 实验内容　以药用植物的细胞、组织和器官结构为主,目的是培养学生在天然药物学学习中进行显微鉴定的能力。

3. 实验要求　实验指导教师在学生进行实验的过程中,应按照熟练掌握、学会、能够、培养科学的实验态度等不同层次要求,分别指导和控制实验过程,满足能力培养的需求。

4. 分析总结　实验结束后,实验指导教师应该分析总结本次学生实验的进行情况,提出实验改进意见。

5. 实验考核　将各次实验情况和书写的实验报告评定记入学生实验考核成绩。如有必要,可开展独立实验考核,并记入学生该本课程的成绩评定。

附录 7

生药学实验教学大纲

生药学是一门实践性很强的学科,是药学的重要组成部分。实践教学着力于培养学生的动手能力,观察、分析和解决问题的能力,其任务是为学生在从事中药材、饮片、中成药等的识别、真伪鉴定以及品质评价等方面打下扎实的基础。

一、实验目的

1. 理论联系实际,验证理论,丰富学生的感性知识,巩固和扩充生药学基本理论知识。

2. 熟悉生药学实践的一般知识,熟练掌握生药学的基本实践操作,培养学生的实践动手能力。

3. 学会常用生药的识别方法和鉴别要点,掌握易混淆药材的性状区别点。

4. 熟练掌握常用生药的显微鉴定、理化鉴定方法和在作图技巧。

5. 培养学生正确观察实践现象、准确测量和记录,正确分析和评价实践结果,科学地表达实践结论,规范地完成实践报告的能力。

6. 具有一定的利用生药学基本知识解决实际问题的能力。

7. 以科学的态度和作风进行实践,掌握实验室常见问题的处理方法,逐步养成态度认真,实事求是,学风严谨的良好素质。

二、实验地点

生药学实验室

三、实验活动

1. 实验准备　仪器设备、药品试剂等。

2. 预习　阅读实验讲义,写出预习报告。

3. 实验指导　实验前讲解,实验过程中教师巡回指导。

4. 实验操作　规范操作并记录。

5. 分析总结　完成实验报告。

6. 评价　批阅实验报告并讲评。

四、实验内容与要求

序号	实验项目	实验内容	实验要求	实验用品		学时
				仪器及材料	试药	
1	大黄、黄连的鉴定	1. 大黄、黄连等药材的识别	学会	刀片、手持放大镜	根、根茎类药材	2
		2. 大黄、黄连的显微鉴定	熟练掌握学会	显微镜、临时制片用具、紫外分析仪、微量升华装置、酒精灯	水合氯醛试液、稀甘油、蒸馏水、稀碱液	
2	甘草、人参的鉴定	1. 甘草、人参等药材的识别	学会	刀片、手持放大镜	根、根茎类药材	2
		2. 甘草、人参的显微鉴定	熟练掌握	显微镜、临时制片用具、酒精灯	水合氯醛试液、稀甘油、蒸馏水	
3	半夏、川贝母的鉴定	1. 半夏、川贝母等药材的识别	学会	刀片、手持放大镜	根、根茎类药材	2
		2. 半夏、川贝母的显微鉴定	熟练掌握	显微镜、临时制片用具、酒精灯	水合氯醛试液、稀甘油、蒸馏水	
4	黄柏、肉桂的鉴定	1. 黄柏、肉桂等药材的识别	学会	刀片、手持放大镜、紫外分析仪	皮类药材	2
		2. 黄柏、肉桂的显微鉴定	熟练掌握	显微镜、临时制片用具、酒精灯、烧杯	水合氯醛试液、稀甘油、蒸馏水	
5	番泻叶、枇杷叶的鉴定	1. 番泻叶、枇杷叶等药材的识别	学会	刀片、手持放大镜、紫外分析仪、解剖针、烧杯、镊子	叶类药材	2
		2. 番泻叶、枇杷叶的显微鉴定	熟练掌握	显微镜、临时制片用具、酒精灯	水合氯醛试液、稀甘油、蒸馏水	
6	金银花、红花的鉴定	1. 金银花、红花等药材的识别	学会	刀片、手持放大镜、解剖针、烧杯、镊子	花类药材	2
		2. 金银花、红花的显微鉴定	熟练掌握	显微镜、临时制片用具、酒精灯	水合氯醛试液、稀甘油、蒸馏水	
7	小茴香、马钱子的鉴定	1. 小茴香、马钱子等药材的识别	学会	刀片、手持放大镜、镊子、烧杯	果实、种子类药材	2
		2. 小茴香、马钱子的显微鉴定	熟练掌握	显微镜、临时制片用具、酒精灯	水合氯醛试液、稀甘油、蒸馏水	

续表

序号	实验项目	实验内容	实验要求	实验用品		学时
				仪器及材料	试药	
8	麻黄、薄荷的鉴定	1. 麻黄、薄荷等药材的识别	学会	刀片、手持放大镜、镊子、解剖针、烧杯	全草类药材	2
		2. 麻黄、薄荷的显微鉴定	熟练掌握	显微镜、临时制片用具、酒精灯	水合氯醛试液、稀甘油、蒸馏水	
9	茯苓、猪苓、血竭的鉴定	1. 茯苓、猪苓、血竭等药材的识别	学会	刀片、手持放大镜、镊子、解剖针、烧杯	藻、菌类药材	2
		2. 茯苓、猪苓、血竭的显微鉴定	熟练掌握	显微镜、临时制片用具、酒精灯	水合氯醛试液、稀甘油、蒸馏水、稀碱	
10	动物、矿物类药材的鉴定	1. 动物、矿物等药材的识别	学会	刀片、手持放大镜、镊子	动物、矿物类药材	2
		2. 朱砂、石膏的理化鉴定	熟练掌握	光洁铜片、试管、小孔软木塞、烧杯、酒精灯	盐酸试液	
综合操作技能实践考核			熟练掌握			

五、说明

1. 实验项目　共列出 10 个实验项目，可结合具体实验条件选择进行。
2. 实验内容　主要为常用生药的性状鉴定、显微鉴定及理化鉴定等。
3. 实验要求　熟练掌握、学会等。
4. 实验用品　实验所用的仪器材料、药材、药品、试剂等。
5. 实验考核　依据课程实验考试大纲进行。

附录 8

药用植物学实验考试大纲

依据药用植物学课程标准,结合执业药师考试及药学专业相关资格考试,通过综合考核来评价学生是否掌握药用植物学的基本理论、基本知识和基本技能,能否对常见药用植物进行识别和鉴定。

一、考核内容

1. 光学显微镜的使用。
2. 临时水装片的制作技术。
3. 水合氯醛透化装片的制作技术。
4. 植物根和茎的初生构造观察技术。
5. 植物根和茎的次生构造观察技术。
6. 植物叶的构造观察技术。
7. 被子植物分类。

二、考核项目及评定标准

考核项目	评分标准	应得分	扣分	扣分理由
光学显微镜的使用	1. 着装整洁(衣、帽、鞋),穿着规范(1分) 2. 低倍镜的使用(5分) 3. 高倍镜的使用(5分) 4. 制作临时装片(5分) 5. 还镜(3分) 6. 整体质量:操作科学规范,装置正确、稳妥、严密、整齐、美观,台面整洁(1分)	20分		

续表

考核项目	评分标准	应得分	扣分	扣分理由
临时水装片的制作技术	1. 着装整洁(衣、帽、鞋),穿着规范(1分) 2. 制作马铃薯水装片(5分) 3. 制作粉末水装片(5分) 4. 观察淀粉粒的类型(5分) 5. 正确绘制淀粉粒的结构(3分) 6. 整体质量:操作科学规范,装置正确、稳妥、严密、整齐、美观,台面整洁(1分)	20分		
水合氯醛透化制片制作技术	1. 着装整洁(衣、帽、鞋),穿着规范(1分) 2. 正确清洗载玻片(2分) 3. 正确清洗盖玻片(2分) 4. 用牙签挑取粉末(3分) 5. 加水合氯醛,加热(4分) 6. 补液,加盖盖玻片(2分) 7. 清洁玻片,观察(2分) 8. 正确观察,并绘制出结构图(2分) 9. 整体质量:操作科学规范,装置正确、稳妥、严密、整齐、美观,台面整洁(2分)	20分		
植物根和茎的初生构造观察技术	1. 着装整洁(衣、帽、鞋),穿着规范(1分) 2. 显微镜的正确使用(2分) 3. 表皮的观察(2分) 4. 皮层的观察(2分) 5. 维管柱的观察(2分) 6. 整体质量:操作科学规范,装置正确、稳妥、整齐、美观,仪器清洗并归置有序,台面整洁(1分)	10分		
植物根和茎的次生构造观察技术	1. 着装整洁(衣、帽、鞋),穿着规范(1分) 2. 显微镜的正确使用(2分) 3. 周皮的观察(2分) 4. 维管束的观察(2分) 5. 正确绘制构造图(2分) 6. 整体质量:操作科学规范,装置正确、稳妥、严密、整齐、美观,仪器清洗并归置有序,台面整洁(1分)	10分		

续表

考核项目	评分标准	应得分	扣分	扣分理由
植物叶的构造观察技术	1. 着装整洁(衣、帽、鞋),穿着规范(1分) 2. 显微镜的正确使用(2分) 3. 上表皮、下表皮的观察(2分) 4. 叶肉组织的观察(2分) 5. 正确绘制构造图(2分) 6. 整体质量:操作科学规范,装置正确、稳妥、严密,仪器清洗并归置有序,台面整洁(1分)	10分		
被子植物分类	1. 着装整洁(衣、帽、鞋),穿着规范(1分) 2. 正确描述被子植物分科特征(3分) 3. 正确分辨出指定被子植物分科的药用植物(3分) 4. 完成药用植物标本的装订(2分) 5. 整体质量:操作科学规范,装置正确、稳妥、严密,仪器清洗并归置有序,台面整洁(1分)	10		

三、说明

1. 考核项目共计7项,其中"光学显微镜的使用"项为每人(组)必选内容,另外在6项中任选一项,即每人(组)实践考核内容为两项。考核时由学生抽签决定考核内容。

2. 被子植物分类项目,可从15个重点科中随机抽取两个科的特征进行考核。可先由学生说出科的分类特征,然后指出该科药用植物。

3. 实践原理、仪器名称和用途、操作步骤(要点)等可采用口述或笔答等方式。

4. 实践考核结束后,要在预习报告的基础上完成实践考核报告,并按要求整理实践用品及实验室环境。指导教师当场评分。

5. 本实践考核成绩可逐步纳入期末考试成绩中计算。理论考试成绩占60%,实践考核成绩占40%(其中预习报告5分,两项实践考核20分,实践报告10分,学生能运用所学知识解决和处理考核中出现的特殊情况可适当加5分。

附录 9

生药学实验考试大纲

依据生药学课程标准,结合执业药师考试及药学专业相关资格考试,通过综合考核来评价学生是否掌握生药学的基本理论、基本知识和基本技能,能否会对常见生药进行正确识别,能否熟练运用显微鉴定技术和方法鉴定检识常用生药。

一、考核内容

1. 显微镜的使用方法。
2. 组织切片、粉末制片及表面制片的制作。
3. 微量升华的操作方法。
4. 显微鉴定方法及结果判断。

二、考核项目及评定标准

考核项目	评分标准	应得分	扣分	扣分理由
组织切片的制作	1. 着装整洁(衣、帽、鞋),穿着规范(1分) 2. 选择仪器并进行清洗,说出各部件名称及用途(2分) 3. 操作方法正确,手法自然熟练,切片符合要求(4分) 4. 药材与试剂的添加(1分) 5. 整体质量:操作科学规范,方法正确、稳妥、严密、美观,台面整洁(2分)	10分		
粉末制片的制作	1. 着装整洁(衣、帽、鞋),穿着规范(1分) 2. 选择仪器并进行清洗,说出各部件名称及用途(2分) 3. 制片方法正确,手法自然熟练,粉末取量符合要求(3分) 4. 透化方法正确,时间把握恰当,外观整洁(1分) 5. 视野内无明显的大气泡(2分) 6. 整体质量:操作科学规范,正确、稳妥、严密、整齐、美观,台面整洁(1分)	10分		

考核项目	评分标准	应得分	扣分	扣分理由
表面制片的制作	1.着装整洁(衣、帽、鞋),穿着规范(1分) 2.选择仪器并进行清洗,说出各部件名称及用途(2分) 3.操作方法正确,手法自然熟练,材料撕取符合要求(4分) 4.药材与试剂的添加(1分) 5.整体质量:操作科学规范,装置正确、稳妥、严密、整齐、美观,台面整洁(2分)	10分		
微量升华	1.着装整洁(衣、帽、鞋),穿着规范(1分) 2.选择仪器并进行清洗,说出各部件名称及用途(2分) 3.操作方法正确,手法自然熟练(2分) 4.药材试剂的添加(2分) 5.有升华物并可察见(2分) 6.整体质量:操作科学规范,装置正确、稳妥、整齐、美观,仪器清洗并归置有序,台面整洁(1分)	10分		
显微镜使用	1.着装整洁(衣、帽、鞋),穿着规范(1分) 2.显微镜的提取和安放操作正确(1分) 3.显微镜的清洁、调光、置片操作规范、视野明亮(3分) 4.镜下观察方法正确、放大顺序合理、图像清晰(3分) 5.显微镜还原、装箱操作正确、台面整洁(2分)	10分		
显微鉴定	1.着装整洁(衣、帽、鞋),穿着规范(1分) 2.显微镜的清洁、调试、对光、视野明亮(1分) 3.镜下观察方法正确、放大顺序合理(2分) 4.观察对象准确(2分) 5.结果判断正确(3分) 6.整体质量:操作科学规范,装置正确、稳妥、严密,仪器清洗并归置有序,台面整洁(1分)	10分		

三、说明

1.考核项目共计6项,其中"显微鉴定"项为每人(组)必选内容,另外在5项中任选一项,即每人(组)实践考核内容为两项。考核时由学生抽签决定考核内容。

2.显微鉴定所选用的材料均为典型的已知药材粉末,品种不少于6种。考核时要注意操作规范,注意材料和试剂的节约。

3.实践原理、仪器名称和用途、操作步骤(要点)等可采用口述或笔答等方式。

4.实践考核结束后,要在预习报告的基础上完成实践考核报告,并按要求整理实践用品及实验室环境。指导教师当场评分。

5. 本实践考核成绩可逐步纳入期末考试成绩中计算。理论考试成绩占 60%，实践考核成绩占 40%（其中预习报告 5 分，两项实践考核 20 分，实践报告 10 分，学生能运用所学知识解决和处理考核中出现的特殊情况可适当加 5 分）。

参考文献

［1］国家药典委员会.中华人民共和国药典:一部［M］.北京:中国医药科技出版社,2020.

［2］徐国钧.中药材粉末显微鉴定［M］.北京:人民卫生出版社,1986.

［3］张贵君.常用中药鉴定大全［M］.哈尔滨:黑龙江科技出版社,1993.

［4］郑汉臣.药用植物学实训［M］.5版.北京:人民卫生出版社,2007.

［5］艾继周,沈力.天然药物学实训［M］.北京:人民卫生出版社,2009.

［6］蔡少青.生药学［M］.6版.北京:人民卫生出版社,2011.